내가 달려갈 길과 주 예수께 받은 사명
곧 하나님의 은혜의 복음을 증언하는 일을 마치려 함에는,
나의 생명조차 조금도 귀한 것으로 여기지 아니하노라

- 사도행전 20장 24절 -

트레이닝을 토닥토닥

초판 1쇄 발행 2017년 9월 1일

지 은 이	김성운
발 행 인	권선복
편 집	김병민
디 자 인	서보미
전 자 책	천훈민
발 행 처	도서출판 행복에너지
출판등록	제315-2011-000035호
주 소	(07679) 서울특별시 강서구 화곡로 232
전 화	0505-613-6133
팩 스	0303-0799-1560
홈페이지	www.happybook.or.kr
이 메 일	ksbdata@daum.net

값 20,000원
ISBN 979-11-5602-517-7　(03510)

도서출판 행복에너지는 독자 여러분의 아이디어와 원고 투고를 기다립니다. 책으
로 만들기를 원하는 콘텐츠가 있으신 분은 이메일이나 홈페이지를 통해 간단한
기획서와 기획의도, 연락처 등을 보내주십시오. 행복에너지의 문은 언제나 활짝
열려 있습니다.

트레이너 교육강사가 들려주는 현장이야기

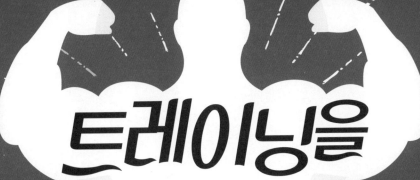

트레이닝을

토닥 토닥

김성운 지음

도서
출판 행복에너지

—
책 만들 때 도움을 주신 분들

삼성레포츠센터 직원 및 회원님

함께 근무하고 있는 퍼스널 트레이너

조은영

김광수

신영훈

박승준

채병민

조혜리

최예나

윤진호

김영표

성기훈

임종원

이태협

동갑내기 친구 박정웅 퍼스널 트레이너

‘저스트I’ 퍼스널 트레이닝 스튜디오 대표, 김수관

‘휴바디 웍스’ 퍼스널 트레이닝 스튜디오 대표, 설동일

‘더 베러짐’ 퍼스널 트레이닝 스튜디오 대표, 이도검

‘포에테스’ 퍼스널 트레이닝 스튜디오 대표, 강한솔

퍼스널 트레이너 권호승

퍼스널 트레이너 채세영

퍼스널 트레이너 윤정채

KWONS Fitness Lab 대표, 권오영 트레이닝 스승님

정재엽 작가님

꼼꼼하게 읽고, 교정해 준 사랑하는 아내, 김세아

Prologue

내가 하고 있는 직업의 정체성 찾기

살면서 이런 만남을 가져본 건 처음 있는 일이기에 묘한 설렘을 느꼈다.

그가 처음 내 블로그를 알게 된 것은 블로그에 연재했던 '피하고 싶었던 트레이너의 삶'이라는 글을 읽고서이다. 그는 현재 다니고 있는 직장을 그만두고 본격적인 트레이너의 길을 준비 중인 '트레이너 지망생'이다. 그런데 내가 남긴 글이 큰 힘이 되었다고 한다. 그는 다양한 트레이너가 써 놓은 글을 읽었지만 마음을 열 수 있는 확실한 구심점을 얻지 못했는데 내 글을 읽으면서 특별한 감흥을 얻었다고 한다.

그는 내가 일하고 있는 센터로 찾아왔다. 현장의 분위기를 느끼고 싶었고 인터넷이라는 매트릭스 공간의 답답함을 극복하고 다양한 물음에 대한 궁금증을 해결하기 위함이라고 말했다.

내게도 트레이너가 되기 위해 이곳저곳을 기웃거리며 준비했던 시절이 있었다. 그 당시는 트레이너라는 직업이 잘 알려지지 않아서 어떤 직업인지 확실한 정보를 얻기 힘들었다. 그러한 고충을 경험한 나로

트레이닝을 토닥토닥

선 트레이너의 처녀비행을 나서는 그에게 작은 도움을 주고 싶었다.

언제부턴가 트레이너의 길을 가고자 준비하는 후배들이 온라인과 오프라인을 통해 찾아오는 횟수가 많아졌다. 다른 직종에서 일을 하다가 운동을 너무 좋아해서 트레이너가 되기로 결심한 후배도 있고 더 좋은 대우를 받고자 준비해야 할 사항들이 무엇인지 자문을 얻기 위한 후배도 있었다. 그럴 땐 공자가 느꼈던 사람에 대한 기쁨을 맛보게 된다.

'멀리서 친구가 찾아오니 이 또한 기쁘지 아니한가!'
'그래서 덕은 결코 외롭지 않다. 반드시 이웃이 있기 때문이다.'

토요일마다 홍제동에 위치한 체육학교에서 '운동처방 양성반' 수업을 진행한 적이 있다. 이곳에서 수업을 듣는 수강생들은 트레이너를 준비하는 사람들이 대부분이다. 체육을 전공한 사람도 있지만 비전공자도 있다. 3년 동안 수업을 하다 보니 내게 거쳐 간 수강생이 제법 많아졌다. 그중에 현장 경험을 시작한 이들도 있다. 가끔씩 문자나 전화로 그들은 근황을 전하곤 한다. 그리고 한마디 덧붙인다.

"선생님께 배운 내용을 현장에서 많이 써먹고 있습니다."

흐뭇했다. 누군가에게 작은 보탬이 된다는 사실이….

퍼스널 트레이너로서 10년 동안 일을 하면서 나를 어필할 수 있는 직업명이 있었으면 좋겠다는 생각을 했다. 어떠한 것이 괜찮을까 골몰하던 중에 내게 수업을 받는 회원님께 자문을 구했다. 그리고 얻게 된 명칭. '피트니스 큐레이터'다.

큐레이터Curator라는 단어는 요즘 다양한 직업에서 사용하고 있다. 북 큐레이터, 직업 큐레이터, 패션 큐레이터, 음악 큐레이터 등. 처음 큐레이터라는 용어를 쓴 곳은 미술관과 박물관이다. 큐레이터의 뜻은 '보살피다', '관리하다'인데 감독인, 관리자를 지칭한다. 이들의 주 업무는 자료의 수집, 보존, 관리, 전시, 조사, 연구, 홍보 등으로 전문적 사항을 담당한다.

현재 나는 트레이너로 일하며 강의도 나가고 있다. 그리고 한 달에 두 편 정도의 칼럼을 쓴다. 물론 칼럼을 쓰는 일은 재화를 생산하기 위한 목적보다는 지식의 확장과 많은 사람들과의 소통을 위해서다. 이러한 일들을 아우르는 알맞은 직업명으로서 '피트니스 큐레이터'라는 용어는 일에 대한 정체성을 다지는 차원에서 적절한 표현이라 생각한다.

'피트니스 큐레이터'라는 명칭을 만들면서 추구하고자 했던 것은 운동에 대한 전문적 지식과 소견을 바탕으로 피트니스를 많은 사람들에게 전하기 위해서다. 운동이 필요한 사람들에게는 목적에 맞는 프로그램을 설계해 주고, 트레이너를 준비하는 지망생에게는 체계적인 경험적 지식과 이론적 지식을 전수하며, 그리고 운동의 대중화를 위해 피트니스에 대한 단상을 글로 나누고 전파하는 것이 핵심이다.

아직은 여러 가지로 부족한 면이 많지만 앞으로 나아가고자 하는 일의 방향성을 세움으로써 자부심과 더불어 사명자로서의 거룩한 책임감을 갖게 된다.

트레이닝을 토닥토닥

피트니스 큐레이터로서 지녀야 할 마음가짐을 잘 표현한 글귀가 있다. 목민심서에서 나오는 정약용 선생님의 말씀이다.

'밝은 마음으로 사물을 비추고 착한 마음이 작은 새와 짐승에까지 미치게 된다면 뛰어난 소문이 퍼져 아름다운 명성이 멀리 전해질 것이다.'

피트니스 큐레이터의 아름다운 목표는 많은 사람들에게 운동에 대한 올바른 지식을 전하는 것이다. 다양한 정보의 바다 속에서 유익한 정보를 만난다는 것은 큰 행운과도 같다. 그런 행운의 확장을 위해 지금껏 경험하고 가르쳐 왔던 피트니스의 전반적인 지식들을 바탕으로 앞으로 내가 하고 있는 일에 대한 뚜렷한 정체성을 확립하고자 책을 집필하게 되었다.

이 책은 먼저 트레이닝을 받고 있는 회원님들이 읽었으면 좋겠다. 회원의 목적을 달성하기 위해 많은 노력을 하고 있다는 것을 공감했으면 좋겠다. 그리고 두 번째로 트레이너를 준비하는 지망생들이 어떠한 마음가짐으로 트레이너의 삶을 계획해야 할 건지에 대한 구체적 사항들을 배웠으면 한다.

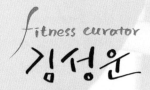

fitness curator
김성윤

Contents

제1장

퍼스널 트레이너가 되려면
이것만 기억하자

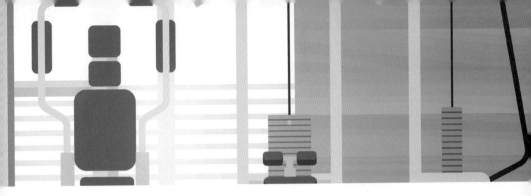

제2장
트레이너 삶에
밑줄 긋기

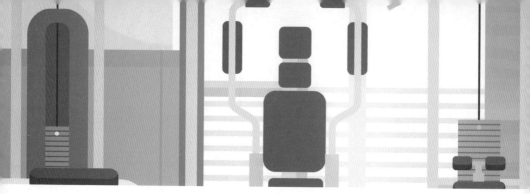

제3장

함께 있으면 좋은 사람들의 이야기,
회원과 동료들

부록 1

당신의 근육은 안녕하신가요

부록 2

인류 최대의 과제 다이어트

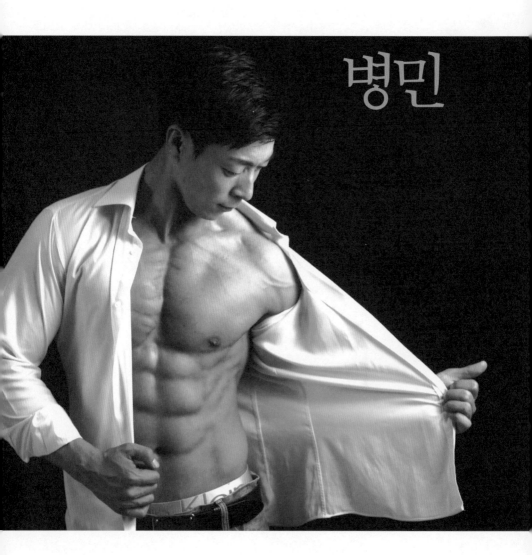

병민

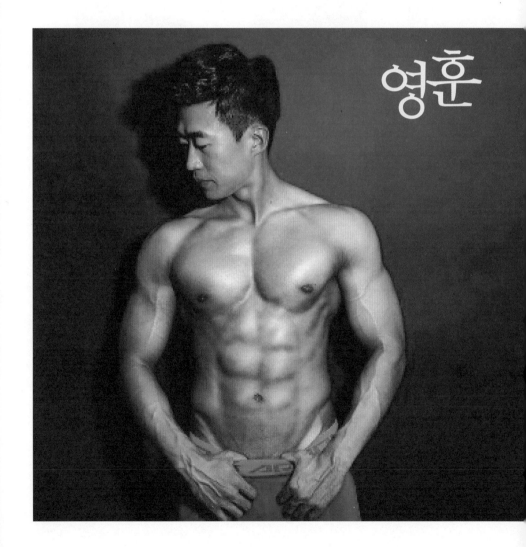
영훈

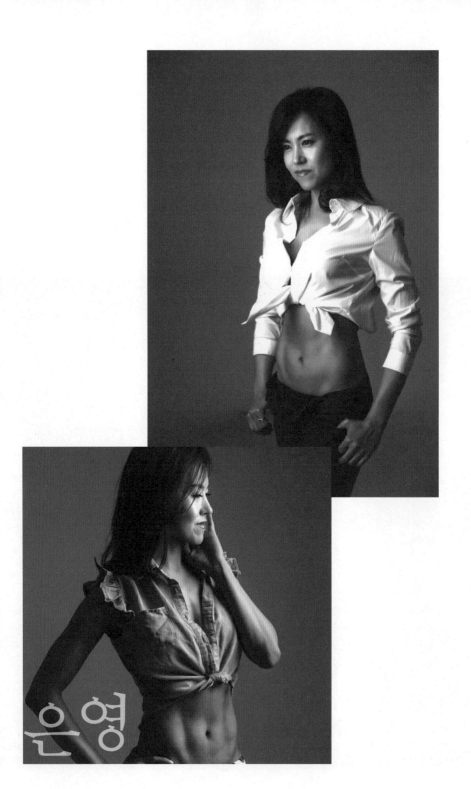

은영

예나

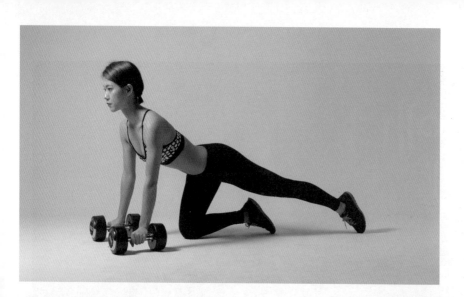

혜리

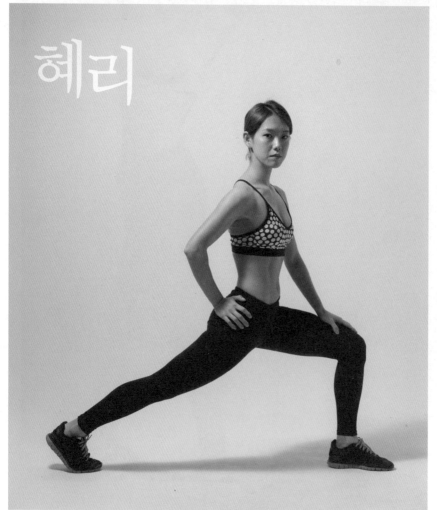

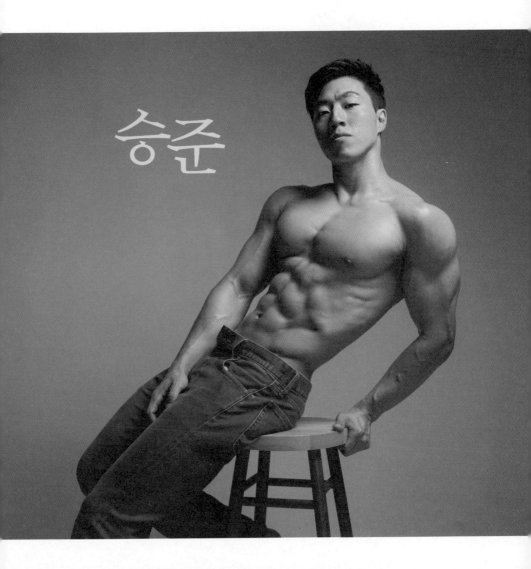

승준

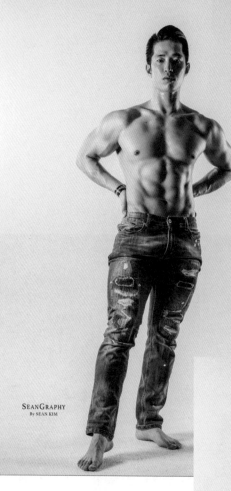

영표

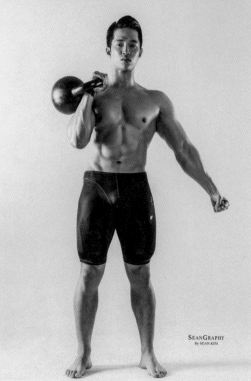

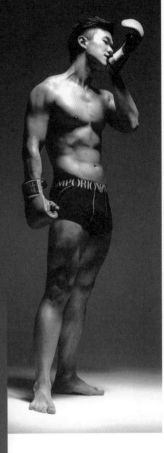

종원

SeanGraphy

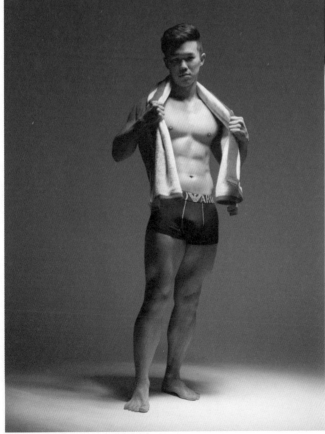

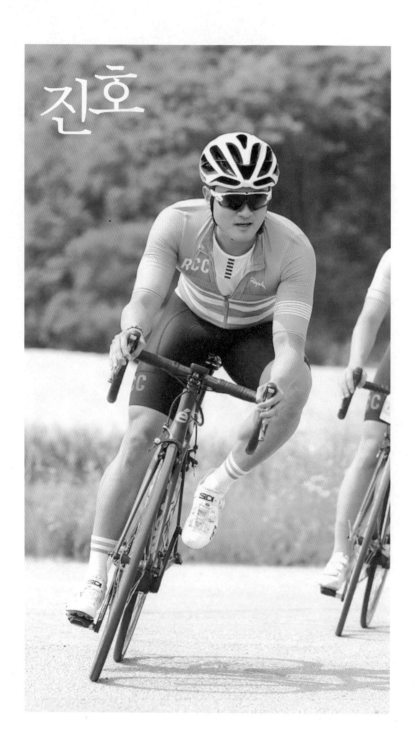

진호

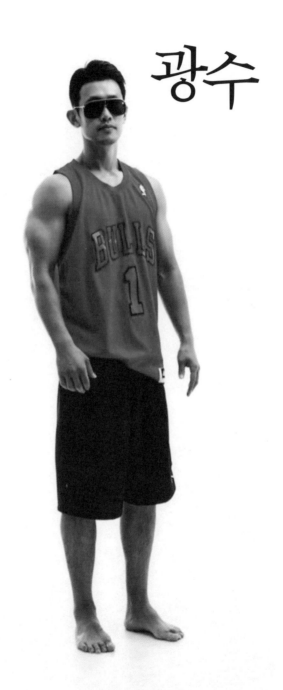

광수

삼성레포츠센터 기구와 내부 모습

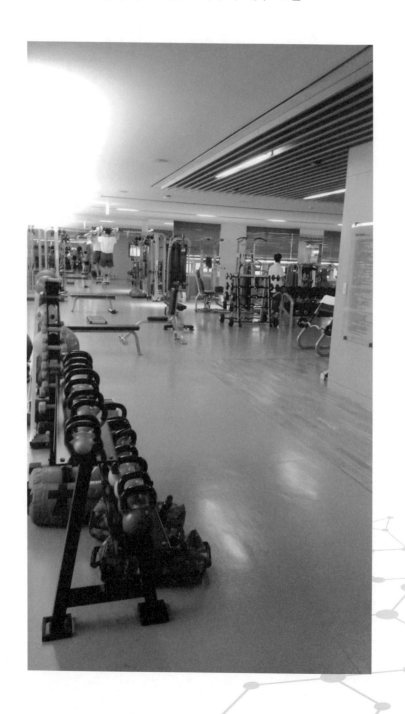

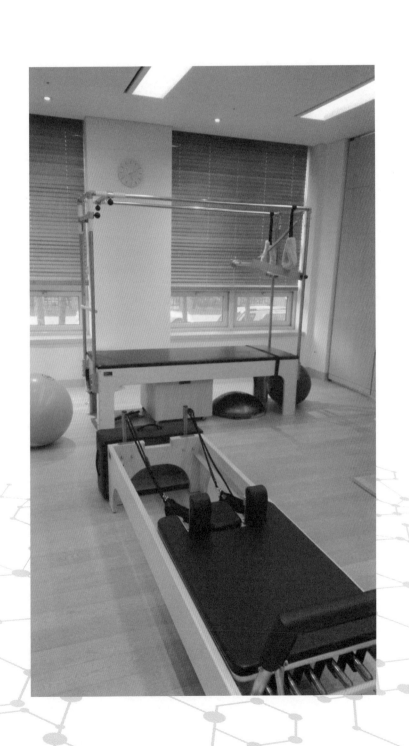

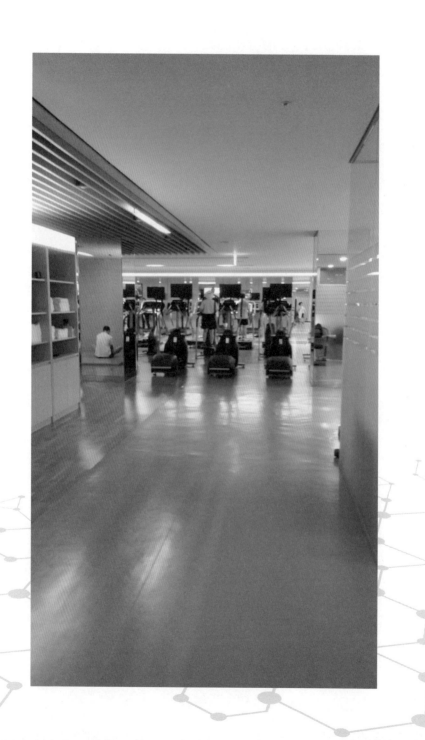

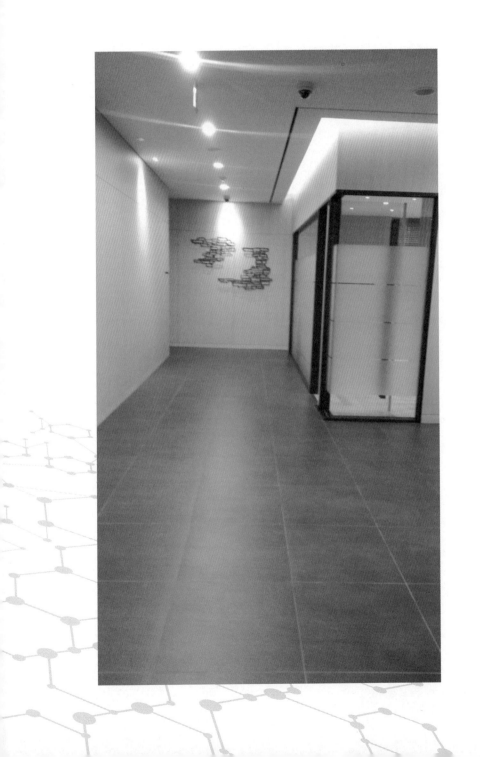

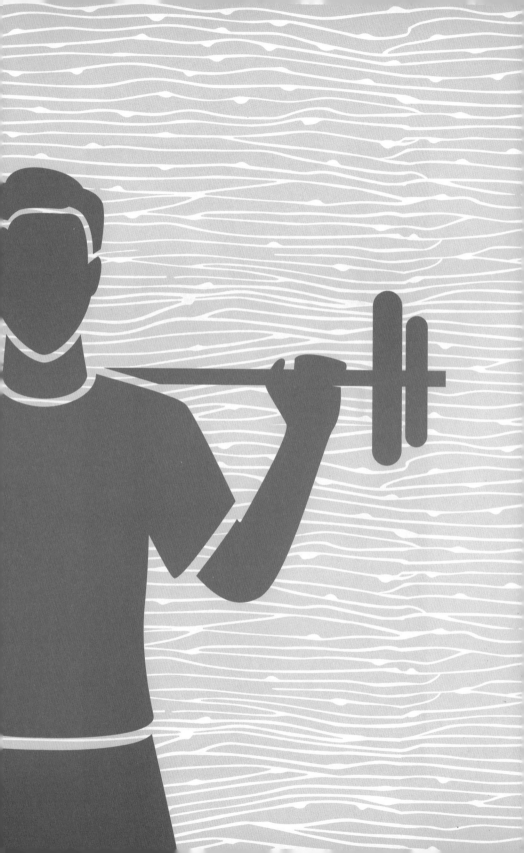

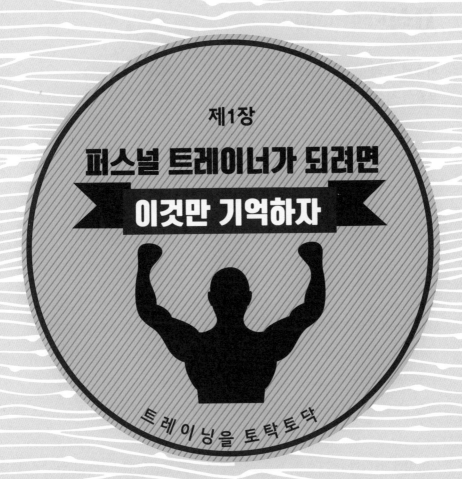

제1장

퍼스널 트레이너가 되려면

이것만 기억하자

트 레 이 닝 을 토 탁 토 닥

01

지식Knowledge

퍼스널 트레이너는 암묵적 지식과
표출적 지식의 경계에 있어야 한다.

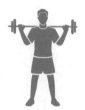

    퍼스널 트레이너는 전문적 지식을 바탕으로 고객이 원하는 욕구를
달성할 수 있도록 돕는 역할을 한다. 그러므로 운동과 건강에 관련된
해박한 지식을 섭렵하는 데 게을러서는 안 된다. 여기서 말하는 지식
Knowledge은 두 가지 의미로 나뉜다. 그것은 경험을 통해 얻은 지식과
책을 통해 알게 된 지식이다.

    마이클 폴라니는 지식을 겉으로 분명하게 표현된 것을 이해할 수
있는 '표출적 지식Explicit knowledge'과 표현하기가 매우 어려운 '암묵적
지식Tacit knowledge'으로 나누었다. '표출적 지식'은 '명제적 지식', '형식
지', '명시지', '공식지'라고 부르기도 하며, '암묵적 지식'은 줄여서 '암

트레이닝을 토닥토닥

묵지'라고 부른다. '암묵지'를 '신체지' 또는 '경험지'라고도 한다.^{이건희}
시대, 인물과 사상사, 강준만, p.107

사실 '마이클 폴라니'가 말한 표출적 지식과 암묵적 지식 둘 다 갖춘 퍼스널 트레이너를 찾기는 쉽지 않다. 대개는 둘 중의 하나에 편중된 경우가 대부분이다.

일반적으로 표출적 지식을 갖춘 사람이라고 하면 대학 교수나 연구소에서 근무하는 사람을 연상할 수 있다. 선수들의 움직임을 분석하여 과학적인 데이터를 바탕으로 최고의 경기력을 향상시키기는 것이 주 업무인 사람들에게는 표출적 지식은 필수 불가결한 것이다.

그들은 근거와 데이터를 통해 얻은 연구 가설들로 학술지에 논문을 실어 자신들의 주장을 입증하려고 한다. 그러한 결과로 도출된 일반화된 지식^{이론}들이 책을 통해 세상에 나오게 된다.

체육을 전공한 사람들은 한 번쯤은 '근수축의 기전'이나 '지연성 근육통의 원리'라는 이론을 들어봤거나 공부를 한 적이 있을 것이다. 이러한 이론들이 나오기까지 수많은 쥐들을 해부하고, 생검을 위해 쥐의 다리에 전극을 꽂고 관찰을 해야만 한다.

또 하나의 경우는 암묵적 지식에 능한 사람들이다. 암묵적 지식은 직접 경험한 노하우들을 말한다. '생활의 달인'처럼 수없는 반복을 통해 얻게 된 하나의 공통된 패턴을 만드는 과정을 거친다.

암묵적 지식을 잘 표현한 글이 있다. 바로 장자의 '수레바퀴 깎는

퍼스널 트레이너가 되려면 이것만 기억하자

노인'이라는 글이다. 잠시 들여다보자면,

제나라 환공이 당상에서 책을 읽고 있었다. 목수 윤편이 당하에서 수레바퀴를 깎고 있다가 망치와 끌을 놓고 당상을 쳐다보며 환공에게 물었다. "감히 한 말씀 여쭙겠습니다만 전하께서 읽고 계시는 책은 무슨 말입니까?" 환공이 대답하였다. "성인의 말씀이다." "그 성인이 지금 살아 계십니까?" "벌써 돌아가신 분이다." "그렇다면 전하께서 읽고 계신 책은 옛사람의 찌꺼기군요." 환공이 말했다. "내가 책을 읽고 있는데 목수 따위가 감히 시비를 건단 말이냐. 합당한 설명을 한다면 괜찮겠지만 그렇지 못하다면 죽음을 면치 못할 것이다." 윤편이 말했다. "신은 신의 일(목수 일)로 미루어 말씀드리는 것입니다만, 수레바퀴를 깎을 때 많이 깎으면(축, 즉 굴대가) 헐거워서 튼튼하지 못하고 덜 깎으면 빡빡하여(굴대가) 들어가지 않습니다. 더도 덜도 아닌 정확한 깎음은 손짐작으로 터득하고 마음으로 느낄 뿐 입으로 말할 수 없습니다. 그 중간에 정확한 치수가 있기는 있을 것입니다만, 신이 제 자식에게 그것을 말로 깨우쳐줄 수가 없고 제 자식 역시 신으로부터 그것을 전수받을 수가 없습니다. 그래서 일흔 살 노인임에도 불구하고 손수 수레를 깎고 있습니다. 옛사람도 그와 마찬가지로(가장 핵심적인 것은 글로 남기지 못하고) 전하지 못하고 세상을 떠났을 것입니다. 그렇기 때문에 전하께서 읽고 계신 것은 옛사람들의 찌꺼기일 뿐이라고 하는 것입니다."

－『강의 － 나의 동양고전 독법 』中 336～337P /신영복 지음 /돌베개 출판사

트레이닝을 토닥토닥

여기서 표현한 핵심은 '더도 덜도 아닌 정확한 깎음은 손짓작으로 터득하고 마음으로 느낄 뿐 입으로 말할 수 없다는 것'에 있다.

회원을 지도하는 가운데 운동 동작들에 대한 각각의 중점 사항이 있을 것이다. 그러나 그것은 말과 글로 표현하기가 여간 힘든 부분이 아니다. 최선을 다해 지도하지만 최종적으로 깨닫는 건, 트레이너가 강조한 부분을 꾸준히 반복하여 회원이 스스로 터득해야 하는 것이다.

서점에는 운동에 관한 많은 책이 있다. 동작들을 소개하는 것도 천편일률적이다. 한 줄 한 줄 소개한 글을 꼼꼼히 읽고 따라해 봐도 효과가 있는지, 내가 잘하고 있는지 잘 모르겠다. 스쿼트Squat 동작을 설

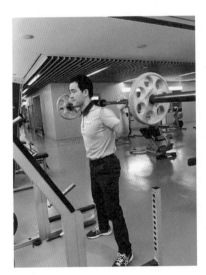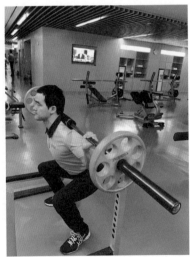

스쿼트(Squat) 동작

퍼스널 트레이너가 되려면 이것만 기억하자

명할 때를 보자.

 일반적인 설명은 이렇다. 허벅지가 무릎과 수평이 될 때까지 앉았다 일어나는 동작으로서 허리는 가급적 펴고 척추와 골반을 연결하는 부위_{엉치}는 하나로 움직임이 일어나야 한다.

 이대로 따라해 봐도 뭔가 어색하고 동작이 잘 안 된다. 앉으면 허리를 펴지 못하겠으며 자꾸 뒤로 넘어질 것만 같다. 그런데 트레이너의 도움을 받으면 잘 안 되던 동작이 쉽게 고쳐진다. 책만 읽어서는 도저히 못 하겠던 동작이 말이다. 이것이 윤편이 말한 더도 덜도 아닌 정확한 깎음에 대한 손 감각인 것이다. 그리고 손 감각은 암묵적 지식인 경험지인 것이다.

 퍼스널 트레이너는 이론과 실기를 골고루 갖춰야 한다. 문무를 겸비해야만 한다. 그러나 이 두 가지를 완벽하게 소화할 필요는 없다. 표출적 지식과 암묵적 지식의 중간 단계가 있다면 그곳에 위치해야 한다.

 센터에도 이론에 강한 트레이너가 있는 반면에 실기에 강한 트레이너도 있다. 그런데 둘 다 강한 트레이너는 없다. 둘 다 조금씩 알고 있는 트레이너는 존재한다.

 『지적 대화를 위한 넓고 얕은 지식』이라는 책이 있다. 정말 맞는 표현이다. 대화를 위해서 필요한 건 다방면의 지식이지 한 분야의 전문 지식만 갖고 있어서는 안 되는 것이다.

 10년간 한 곳에서 퍼스널 트레이너로 일하면서 지금까지 함께 근

트레이닝을 토닥토닥

무하고 있는 퍼스널 트레이너는 단 한 명뿐이다. 모두 다 센터를 그만두고 각자가 추구하고자 하는 목표를 향해 떠났다. 그런데 곰곰이 생각해보니, 함께 지냈던 트레이너 중 회원들에게 인정받은 트레이너들을 보면 하나같이 이론과 실기를 적절히 갖추고 있었다.

머릿속에 아는 것이 많으면 행동으로 옮기는 데 시간이 많이 걸린다. 이런저런 경우의 수를 생각해 실제 적용을 잘하지 못한다. 또한 이론을 무시하고 자신의 경험만 믿고 회원을 지도하게 되면 자칫 몸을 망칠 수 있는 잘못을 범하게 된다.

다양한 교육이 생기고 있고 운동 방법 또한 하루가 멀다 하고 생겨나고 있다. 배움은 좋은 것이다. 하지만 배운 만큼 잘 활용해야 진정한 지식이 되는 것이다. 열심히 배우고 트레이닝을 지도할 때 잘 써먹는 것이 이론과 실기의 경계에 서 있는 것과 같다. 이론과 실기의 중첩에 있을 때 그와 같이 탁월한 실력을 갖게 된다. 스티브 잡스도 인문학과 과학기술의 경계에 있는 것을 좋아했기에 세기에 남는 업적을 남겼다.

퍼스널 트레이너는 공부할 내용들이 꽤 많다. 2008년에 생활체육 1급^{현 건강운동관리사} 연수원에서 자격시험을 받기 위해 배웠던 과목이 무려 12종류나 되었다. 운동 생리학을 비롯해서 기능 해부학, 스포츠 심리학, 운동 역학, 운동처방론 등이었다. 하지만 실제로 이 과목들의 깊은 내용들은 접하지는 못했다.

퍼스널 트레이너가 되려면 이것만 기억하자

퍼스널 트레이너로서 회원을 지도할 때 사용하는 지식들은 한정되어 있다. 마치 생활 영어에서 사용하는 단어만 알면 회화가 가능하듯이 말이다. 중요한 건 트레이닝과 연계하여 적용하는 것이다. 예를 들어서 근수축의 종류인 등장성 수축Isotonic contraction과 등척성 수축Isometric contraction, 그리고 등속성 수축Isokinetic contraction에 대한 기본적인 지식을 알게 되었다면 스쿼트Squat나 런지Lunge등과 같은 운동 동작에 실제로 써먹어야 한다는 것이다. 또한 스트레칭을 적용할 때에도 고유수용성 감각Proprioception에 대한 이론을 알게 되었다면 근방추Muscle spindle와 골지건기관Golgi Tendon Organ의 특성들을 실제로 활용해야 한다.

운동처방론에서 카보넨 공식과 자각인지도RPE라는 이론이 나온다. 유산소 운동 시 운동의 강도를 설정할 때 필요한 내용이다. 그러나 이 이론을 실제 회원을 상대로 트레이닝을 할 때 끌어다가 활용하지 못하고 있다. 그저 회원이 유산소 운동을 하러 왔다면 주먹구구식으로 대략적인 운동 강도를 설정하는 차원에서 멈추고 만다.

먼저 목표심박수Target Heart Rate를 구하고, 심박수를 모니터링하면서 매분마다 심박수를 기록하고 동시에 자각인지도인 근육의 피로도수치화를 확인하면서 처음 구했던 목표심박수에 근접한 운동의 강도km/h를 찾아내는 과정은 무시한 채 모두 똑같은 운동 강도km/h를 손가락 몇 번의 놀림으로 끝내버린다.

생활체육 1급현 건강운동관리사 연수원 시절에 '운동부하검사' 과목을 가르쳤던 교수의 말이 아직도 뇌리에 남아 있다.

"운동 생리학을 공부하기 이전에 중학생들이 보는 생물책에 나오는

내용들만 다 알아도 전문가라는 소리를 듣는다."라고 그 교수는 일축
했다.

　그러나 나는 한마디 더 덧붙이고 싶다.
　"그 생물책에 나온 내용을 갖고 트레이닝에 조금만 적용한다면, 훌륭한 트레이너가 될 수 있다."라고….
　대부분의 스포츠 종목을 볼 때, 선수 시절을 마치고 지도자 과정에 들어가 어느 정도 시간이 지나면 코치나 감독의 자리를 맡게 된다. 그들은 현장에서 배운 손혹은 발끝의 감각을, 눈에 보이게 체계화하는 과정으로 바꾸는 것을 주목적으로 일하게 된다. 또한 이러한 코치나 감독들 밑에서 훈련을 받는 선수들은 많은 현장 경험을 갖고 있기에 그들의 한마디, 한마디를 놓치지 않으려고 한다.

　스포츠 지도자의 위치가 퍼스널 트레이너와 같다. 퍼스널 트레이너는 경험을 통해 알게 된 암묵적 지식과 책을 통해 배운 표출적 지식을 적절히 갖추고 있어야 한다. 그래야 트레이닝을 받는 회원들은 자신의 트레이너를 신뢰하고 수업에 집중하게 된다.
　학문과 실무의 경계에 서서 트레이닝을 하는 것이 두 날개로 하늘을 유유히 날아오르는 독수리의 평형감각을 갖게 되는 것이다.

02
동기부여Motivation

퍼스널 트레이너는 운동의 동반자
의식을 갖고 회원을 관리해야 한다.

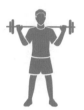

동기부여Motivation는 다른 말로 표현하면 감성코칭이다. 퍼스널 트레이너는 회원의 모든 정보를 미리 섭렵하여 트레이닝을 위한 최적의 마음상태를 이끌어 내야 한다. 사람의 마음을 움직이는 기술을 다룬 책들은 서점에 홍수처럼 넘쳐난다. 그 많은 책들이 하나같이 다루고 있는 동기부여의 끝은 진정성이다. 회원을 상업적 목적으로 보는 것이 아닌 운동의 동반자, 반려자로 생각하는 것이 필요하다.

과거 '베이비부머 세대'라 일컫는 전후 세대들은 사는 것이 힘들어 건강을 제대로 챙기지 못하고 삶을 살았지만 지금은 100세 시대라 말할 정도로 평균 수명이 연장된 풍요로운 세상에 살고 있다. 그러한 시대에 발맞춰 건강에 관련된 산업은 놀라울 정도로 발전해 왔다. 이

트레이닝을 토닥토닥

제 트레이닝은 과거 보디빌딩처럼 단순히 몸을 멋있게 만드는 운동으로만 생각해서는 안 된다. 이제는 전인적 트레이닝이 필요하다. 즉 운동을 지도하는 사람은 회원과 긴밀한 관계를 유지해야 한다. 이 말은 개인적으로 만나서 식사를 하는 차원이 아니라 회원의 관심 사항을 트레이너도 함께 공감할 수 있는 공감능력을 갖추는 것이다. 제2의 동반자로서 '가족 외에 자기 편이 하나 더 있다'라는 생각을 갖게 해 주는 능력이다. 이것을 나는 감성코칭이라 말하고 싶다.

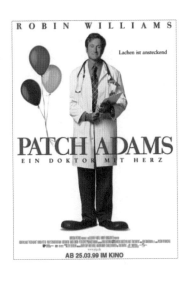

이러한 감성에 대한 동기 부여를 잘 나타낸 두 작품이 있다. 하나는 영화 〈패치 아담스〉이고 또 다른 하나는 『그 청년 바보 의사』라는 책이다.

이 두 작품을 통해 퍼스널 트레이너가 갖춰야 할 동기부여에 대해서 자세히 알아보고자 한다. 먼저 영화 〈패치 아담스〉이다.

패치Patch라는 단어는 광대, 치료라는 뜻이다. 영화의 주인공은 실존 인물이다. 헌터 캠벨 아담스는 의대를 졸업하고 '거준타이트'라는 병원을 만들어 의료기술과 웃음치료를 접목하여 병뿐만 아니라 환자의 마음까지 치료하는 전인적 치유센터 개념의 무료 의료 시설을 운영하고 있다. 영화에서도 병과의 끝없는 사투를 하고 있는 환자들을 찾아가 너무나 인간적인 모습으로 그들의 아픔을 나누고 잠시나마 고통을 잊을 수 있도록 의사라는 지위를 내려놓고 광대의 어리숙한 모습으로 그들에게 웃음을 선사한다. 즉 웃음을 통해 강력한 자연 치유력인 엔도르핀이라는 호르몬을 분비시켜 원기를 회복시키는 생리적 원리가 내포된 것이다.

영화를 보면서 두 장면이 내 마음을 난도질했다. 격한 공감을 했다. 그리고 다짐했다. 나 또한 저런 모습을 지닌 퍼스널 트레이너가 되어야겠다고…. 두 장면을 간략히 글로 표현해 보고 싶다. 그러면 왜 내가 그런 반응을 보였는지 고개를 끄덕일 것이다.

함께 지내는 룸메이트가 있다. 그는 학업 성적이 우수한 레지던트였다. 같은 학년에서 늘 1등을 독차지하고 있다. 그 다음으로 우수한 학생은 주인공 패치 아담스였다. 그런데 그 룸메이트는 패치 아담스의 성적을 의심했다. 왜냐하면 함께 생활하면서 책을 펴고 공부한 것을 보지 못하였기에 분명 시험을 볼 때 부정행위를 하고 있을 거라 생각했다. 그런데 하루는 그가 패치 아담스에게 찾아왔다. 그리고 진심 어린 말투로 고민을 털어놓았다. 그의 고민은, 자신이 맡고 있는 환자는 당뇨병을 앓고 있는데 좀처럼 당뇨식을 하지 않는다는 것이다. 그리고 자기 말은 귓등으로도 듣지 않는 고집불통의 할머니라고 말한다. 그러면서 덧붙이는 대사가 잔잔한 감동을 준다.

"나는 학업에 있어서는 그 누구보다도 자신이 있다. 하지만 그게 무슨 소용이 있겠는가. 내 환자가 당뇨식을 하지 않는데…. 그 환자

트레이닝을 토닥토닥

는 당뇨식을 해야지만 병을 치료할 수 있는데 좀처럼 내 말은 듣지 않는다. 그런데 자네는 다르더군. 그러니 나 좀 도와 줄 수 있겠는 가? 이 환자가 당뇨식을 할 수 있도록 말이야."

여기서 내가 전율을 받은 이유는 해결책이 이성이 아닌 감성이었다 는 것이다. 세상엔 이성보다는 감성이 통하는 경우가 더 많은 것이다.

학력이 높은 트레이너가 있다. 재활을 비롯한 영양학까지 박학다식 하다. 강의도 많이 나간다. 트레이닝 기술도 뛰어나다. 그런데 자기 주장이 강한 회원을 만나게 되면 트레이닝이 잘 안 된다. 따라와 주 지 않고 이것저것 물어보고 얼굴을 찌푸린다. 그것은 그 회원의 성향 이다. 일명 '의심형 회원'의 부류에 속한다.

의심형 회원이 나쁜 것은 아니다. 그만큼 운동에 대한 열의가 있기 에 간섭이 많은 것이다. 하지만 솔직히 말하자면 의심형 회원을 다루 기가 제일 힘든 것은 사실이다.

그르므로 트레이너라는 직업은 지식만 가지고 트레이닝을 할 수 없 는 분야이다. 패치 아담스가 가졌던, 회원을 향한 마음 즉 공감이 무 엇보다도 필요하다. 그래서 상담을 할 때 시시콜콜한 내용을 다 기록 해서 회원이 어떤 사람인지를 먼저 파악을 해야 한다. 공감할 수 있 는 마음은 트레이너에게 반드시 필요한 부분이다.

공감력이 풍부한 퍼스널 트레이너를 알고 있다. 나와 함께 근무한다.

퍼스널 트레이너가 되려면 이것만 기억하자

여성이다.

그녀는 호텔의 서비스 마인드가 완전히 몸에 배었다. 상냥한 미소와 공손한 태도가 일품이다. 그녀에게 수업을 받고 있는 회원은 80%가 5년 이상 된 장기 고객이다. 중학교 때 수업 받았던 회원이 결혼해서까지도 여전히 수업을 받고 있을 정도다.

그녀의 영업 비결은 간단하다. 그러나 누구나 할 수 없다. 엄청난 내공이 들어가 있다. 그것은 끌림의 트레이닝이다. 감성이 풍부하게 묻어난다. 수업 내내 회원과의 교감을 위해 회원의 눈을 계속 쳐다보면서 회원의 마음 상태를 읽어낸다. 그러면서도 운동 또한 물 흐르듯 깔끔하게 진행한다. 수업이 다 끝나면 친절하게 수업한 느낌들에 대해서 피드백을 하면서 회원의 말을 잘 들어준다. 절대 서두르지 않는다. 회원의 입장에서 한번 생각해 보면, 감동받을 듯하다. 대접받고 있다는 마음이 들 것 같다.

실상 회원이 개인 트레이닝을 의뢰해 오는 경우는 비단 운동을 위한 목적만이 아니다. 요즘은 하루 종일 혼자 보내는 사람들이 많아질 정도로 각박한 세상이다. 그러한 삶 속에서 누군가와 대화를 통해 마음의 상태를 돌아볼 수 있다는 것은 값진 순간인 것이다. 제3자로서 자신에 대해서 개인적인 일들은 잘 모르는, 그러나 지구상에서 내 말을 아무런 사심 없이 들어줄 수 있는 존재, 즉 지구에서 든든한 내 편이 있는 것이다.

다시 영화 얘기를 해보겠다. 격한 공감을 했던 또 다른 장면은 교수

트레이닝을 토닥토닥

가 레지던트들을 데리고 수업을 하는 장면이다. 환자를 둘러싸고 교수는 현재의 환자 상태를 학생들에게 설명한다. 병명부터 시작해서 병이 진행되어 가고 있는 상황까지 소나기 퍼붓듯 정신없이 나열한다. 그러면서 학생들에게 질문사항이 있는지 묻는다. 그 다음 장면에서 패치 아담스가 던진 한마디가 나를 전율케 했다.

"당신의 이름이 무엇입니까?"

현재 환자는 사람들 주변에 포위되어 알아듣지도 못하는 의학 용어를 들으면서 자신의 몸 상태가 어떤지 듣고 있다. 상당히 겁을 먹고 위축된 모습을 하면서 말이다. 그런데 패치 아담스가 건넨 말 한마디에 환자는 마음의 평안을 되찾게 된다. 자신의 이름을 물어보는 의사가 있다는 자체가 마음의 위안이 된 것이다. 자신의 존재감을 확인하는 순간이다.

벌써 이곳에서 근무한 지 10년 차가 되었다. 내게 거쳐 간 회원도 어림잡아 300명 이상 될 것 같다. 현재 함께 근무하고 있는 퍼스널 트레이너는 11명이다. 10년 동안 평균 1년에 한 명씩 퍼스널 트레이너가 늘어났다. 6년 전으로 기억이 된다. 그 당시는 퍼스널 트레이너가 나를 포함하여 4명뿐이었다. 그래서 수업하는 세션1세션에 60분 수업이 상당히 많았다. 두 달간 200세션 이상을 소화해 냈다. 216세션과 205세션 그리고 그 이후엔 평균 180세션 정도였다. 수업이 늘어난

퍼스널 트레이너가 되려면 이것만 기억하자

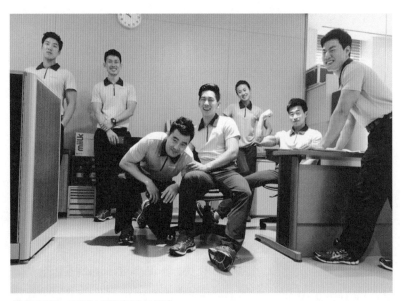

함께 근무하는 트레이너 선생님들과 다 같이

만큼 수입도 짭짤했다. 하지만 수업의 양과 질은 반비례 곡선으로 치닫게 되었다. 일단 몸이 너무 피곤해서 수업에 대한 파일 정리가 밀렸다. 마음의 상태도 퇴색되었다. 돈의 맛을 알게 된 순간 회원을 사람으로 보지 못하고 세션으로 생각했던 것이다. '세션은 돈이다'라는 공식이 성립되어 수업을 더 많이 해서 돈을 많이 벌어가야겠다는 궁리로 가득 차게 된 것이다.

환자를 병명으로 분류하는 의사처럼 회원을 세션으로 취급하면 회원은 떠나게 되어 있다. 트레이닝은 사람을 향해야 한다. 세션을 향해 있는 순간 회원의 마음은 돌아서게 되는 것임을 그 당시의 상황을 돌이켜 보면서 깨닫게 되었다.

이번엔 책을 통해 동기부여에 대해서 알아보고자 한다. 위의 영화에서 묘사된 의사와 레지던트의 장면과는 정반대인 한 아름다운 청년 의사에 대한 얘기다. 잠깐 책의 내용을 요약해 보겠다.

책의 주인공인 바보의사 안수현 청년은 의사라는 가운을 벗고 영혼을 치유하는 전도자의 모습으로 환자들에게 찾아간다. 한 손엔 신앙 서적과 찬양 테이프를 들고….

임종을 앞에 둔 환자들에겐 이생에 대한 미련과 죽음에 대한 공포가 공존하므로 마음의 안정을 찾지 못하여 심신의 쇠약이 극에 달하게 된다. 그러한 그들에게 안수현 청년은 의료의 힘이 아닌 음악을 통하여 다가간다. 찬양테이프에서 흘러나오는 곡조 있는 기도의 내용들이 환자의 가슴을 열고 평안을 되찾게 한다. 때론 거세게 반항하는 경우도 있지만 끝내는 그들도 안수현 의사의 진정성에 눈물을 흘리고 귀를 기울이며 찬양을 듣게 된다.

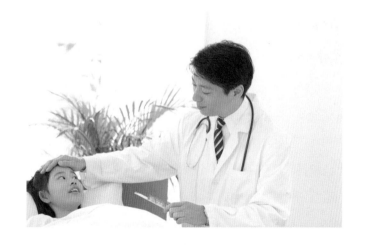

퍼스널 트레이너가 되려면 이것만 기억하자

앞의 내용은 픽션이 아니다. 안수현이라는 청년 의사를 기리며 가장 친한 사람이 글을 썼다. 그는 유행성 출혈열로 일찍 유명을 달리했다. 짧은 인생이었지만 그를 아는 모든 사람들의 가슴에 깊은 여운을 남기고 떠났다.

임종을 앞둔 환자를 위해 간절한 위로를 도맡아 했던 안수현 의사의 모습은 사람을 사랑하는 것의 극치를 보여줬다. 의사의 권위를 벗고 자식처럼 혹은 친구처럼 다가와 죽음에 대한 두려움을 함께 나누고자 했던 그 마음이 참 존경스럽다.

트레이너는 어떤 회원이 맡겨져도 포기해서는 안 된다. 이것은 트레이너가 가져야 할 기본적인 마음가짐이 되어야 한다.

한번은 고도 비만의 회원을 맡은 적이 있다. 도저히 불가능한 체중 감량이었다. 식사며 운동이며 하나같이 엉망이었다. 심지어는 체중이 너무 많이 나가 발목이 늘 부어오르고 아파했다. 나는 나름대로 최선을 다해 수업에 임했지만 끝내는 목표를 이루지 못하고 트레이닝을 그만두게 되었다. 아마도 그 회원은 나의 의중을 읽었는지도 모르겠다. 힘들어하고 포기하고자 했던 그런 생각들을….

내 경우와는 다르게도 함께 일하고 있는 퍼스널 트레이너는 한 남자 회원의 삶에 작은 영향력을 주고 있다. 그 트레이너의 회원을 보면 젊은 남자들이 많다. 형처럼 따르고 싶은 아우라를 지니고 있다. 같은 시간에 수업을 하면서 휴식 시간에 잠깐씩 들여다보면 정말 회

트레이닝을 토닥토닥

원을 다루는 모습이 정답고 친근하다.

언젠가 그 트레이너는 트레이닝을 받고 있는 회원에 대한 얘기를 스터디 시간^{비공식}에 공유한 적이 있다. '트레이닝 너머의 그 무엇'이라는 제목으로 서로의 생각들을 나누었는데, 퍼스널 트레이너의 역할에 대한 얘기를 하면서 조심스럽게 자신이 트레이닝을 하고 있는 회원의 사례를 들어 그의 주장을 부연설명하고 있었다. 그러면서 꺼낸 말은, 트레이너는 때론 회원의 마음 상태를 읽을 줄 알아야 한다는 것이다.

회원은 트레이닝을 받으면서 다 그런 것은 아니지만 자신의 담당 트레이너에게 자신이 살아온 삶에 대해서 또는 현재에 앓고 있는 고민을 짤막하게나마 털어놓는 경우가 있다. 그때 트레이너라면 마음의 문을 열고 그 회원이 말하는 내용을 들어줄 수 있는 귀를 가지고 있어야 한다는 것이다. 그 말에 나도 깊이 공감한다. 물론 "트레이너가 그것까지 들어줘야 하나?"라고 반박하는 사람도 있을 것이다. 그러나 트레이너라는 직업을 선택한 이상 사람을 사랑하는 마음은 반드시 지녀야 한다고 생각한다. 이것은 마치 의사가 환자를 진료하고 상담하고 회진을 해야 하는데 내성적 성격이 강해서 환자를 만나고 대화하는 것을 힘들어하면 안 되는 것과 같다.

트레이너로서 가장 큰 보람은 무엇일까? 그것은 자신이 맡은 회원이 처음 찾아와 운동을 통해 이루고 싶었던 목표들을 실현하고 기뻐하는 모습을 볼 때가 아닌가 생각한다. 그러면서 지인들을 소개해 주면서 한마디 덧붙이는 말, "그 트레이너 진국이야."

안수현 청년은 모든 사람들을 편견 없이 사랑했던 의사였다. 아래의 글에서 그의 삶의 자세가 잘 나타나 있다. 생전에 그가 나누었던 사랑의 흔적들이 고스란히 배어있는 문장을 소개하고 싶다. 이 글을 통해 트레이너가 갖춰할 자세를 다잡아본다.

> 그의 영정사진이 걸리기 전부터 장례식장은 물 밀듯 밀려오는 조문객으로 들어설 곳이 없었습니다. 의사들, 간호사들, 병원 직원들, 교회 선후배들, 제자들, 군인들 등등. 그 안에는 병원 청소하시는 분, 식당 아줌마, 침대 미는 도우미, 매점 앞에서 구두 닦는 분도 계셨습니다. 그 한 분, 한 분에게는 수현 형제가 은밀하게 베푼 사랑의 이야기가 들어 있었습니다. 구두 닦는 분은 자신에게 항상 허리를 굽혀 공손하게 인사하는 의사는 그 청년이 평생 처음이라고 했습니다.(본문 253p)

지금까지 〈패치 아담스〉와 『그 청년 바보의사』를 통해 트레이너가 갖춰야 할 자세인 동기부여에 대해서 적어보았다.

두 작품의 인물은 현실적 인물들이다. 두 인물은 사람을 대하는 자세가 남달랐다는 것이 또 하나의 공통된 특징이다. 그 두 인물을 움직이게 했던 동기부여가 바로 진정성이었다. 사람을 사랑하는 진정성 말이다. 사람의 병을 치료하는 유능한 의사가 아닌 사람을 치유하는 훌륭한 의사인 것이다. 퍼스널 트레이너는 유능함 이전에 훌륭한 트레이너가 먼저 되어야 한다. 그래서 동기부여가 중요하고 진정성이 부각되어야 한다.

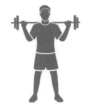

03

기록Record

> 퍼스널 트레이너도 지식노동자의
> 한 부류로서 문서화에 능해야 한다.

지금은 소천하신 옥한흠 목사님께서 이런 말씀을 하셨다.

"설교만 없으면 목회도 할 만한데 말이야."

노 목회자 또한 수십 년 반복한 설교 준비가 제일 힘들고 어렵다고 했다. 이처럼 누구나 자신이 하는 일 중에는 피하고 싶고, 하기 싫어하는 부분이 있는 것 같다. 늘 하던 일이지만 늘 이것만은 안 했으면 하는 일. 내겐 그 일이 기록이다. 글쓰기 직업을 겸하는 내가 문서 작업을 가장 하기 싫어하다니….

퍼스널 트레이너가 되려면 이것만 기억하자

솔직히 글쓰기와 문서 작업은 다른 차원의 문제다. 글쓰기는 '또 다른 번역'이라는 말처럼 책과 영화 그리고 여행 등을 통해 떠오른 생각들을 잘 다듬어서 언어라는 그릇으로 세상에 선보이는 순수한 창의성의 산물인 것이다.

하지만 기록과 같은 문서 작업은 딱딱한 문체를 통해 정보를 전달하고 보관하는 목적으로 쓰게 된다.

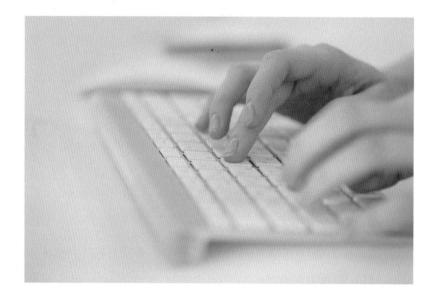

'피터 드러커'는 자신이 터득한 일에 대한 노하우를 문서화 작업을 통해 잘 정리하여 다른 사람들에게 그 노하우를 지식의 방식으로 전달하는 행위를 하는 사람들을 총칭한 '지식노동자'라는 신개념을 만

트레이닝을 토닥토닥

들어 냈다. 운동을 지도하는 트레이너에게도 문서화 과정은 필수 요소 중의 하나다. 누구나 트레이너가 될 수 있어도 전문성 있는 트레이너는 아무나 할 수 있는 것이 아니다.

전문성은 운동 지식과 트레이닝의 기술 그리고 트레이닝의 경험을 체계적으로 이론화 시킬 수 있는 능력을 말한다. 아무리 많은 지식을 갖고 있을지라도 다른 사람에게 표현되고 전달되지 않는 지식은 죽은 지식인 것처럼 자신의 노하우를 정립시켜야 한다.

그래서 전문성은 분석하고, 기록하고, 문서를 바인딩 하는 능력을 갖춘 사람만이 가능한 영역인 것이다. 이러한 과정을 나는 현재 일하고 있는 센터에서 꾸준히 진행하고 있다.

사실 기록에 관한 훈련(?)은 10년 전 퍼스널 트레이너가 된 이후부터 의무적으로 수행해야만 하는 필수 사항이었다. 내가 근무하고 있는 센터는 퍼스널 트레이너의 능력평가계약률를 위해서 객관적인 데이터를 만들었다현재는 수정된 것으로 알고 있다. 그것은 회원이 담당 트레이너를 평가하는 설문과 직원이 평가하는 설문, 그리고 전문성이다. 특히 전문성 평가는 트레이닝한 파일을 제출해야만 했다. 그중 비중이 제일 많이 나가는 분야가 전문성 영역으로서 40%를 차지했다.

현재는 정책이 바뀌어서 전문성에 관련된 부분으로 파일을 제출하는 것은 없어졌지만 그 당시 지겨울 정도로 반복했던 문서화 과정을

퍼스널 트레이너가 되려면 이것만 기억하자

통해서 나만의 체계적인 파일 양식을 만들 수 있게 되었다.

내가 주로 하는 문서화 작업은 첫 상담에 필요한 회원 프로파일과 트레이닝 일지, 운동 플랜 그리고 운동 프로그램 작성이다. 회원과의 상담을 통해 얻은 정보들을 수렴하여 회원의 욕구를 충족시킬 수 있도록 운동 플랜을 작성해야 하고 그 작성된 플랜으로 그날의 운동 프로그램을 계획하고 수업이 끝나면 특이사항들을 일지를 통해 적고 다음 수업 시 피드백을 할 수 있도록 트레이닝 과정들을 기록해 둔다.

문서화 작업에 대해서 더 알아보도록 하자. 회원을 처음 만나면 무슨 얘기부터 꺼내야 할까? 전문가들의 의견에 따르면 첫 만남을 통해 외모, 표정, 목소리 등의 요소를 사람들은 대개 5초 안에 판단한다고 한다. 그래서 『첫인상 5초의 법칙』이라는 책도 나왔다. 회원과의 첫 만남을 보통 '퍼스트 미팅'이라고 부르는데, 퍼스트 미팅을 위해서 얼마만큼 준비를 하고 회원을 만나야 할까?

나는 트레이닝 성공 여부의 50%는 퍼스트 미팅에 있다고 생각한다. 퍼스트 미팅 시에 회원의 모든 정보운동, 식사, 활동 습관를 꺼낼 수 있도록 질문지를 만들어 하나씩 채워 나간다.

그래서 퍼스트 미팅을 온전히 1세션으로 진행한다. 이 시간에는 회원의 프로파일신상정보 작성과 평가자세 및 움직임 및 신체조성체중과 근육 및 체지방을 분석한다.

이 데이터를 가지고 트레이닝을 위한 프로그램을 작성한다. 그런데

트레이닝을 토닥토닥

프로그램을 완성하기 전에 '가假 프로그램'이라는 절차를 1주 정도 거친 후 '진眞 프로그램'을 만든다. 여기서 '가 프로그램'은 임시 프로그램으로서 회원의 운동 상태를 파악하기 위함이다. 즉 스쿼트와 런지 중 어느 동작이 회원에게 잘 맞는지 파악하여 최대한 회원에게 알맞고, 안전한 운동을 디자인한다.

'가 프로그램'을 끝내면 '진 프로그램'을 작성하여 회원을 관리해야 하는데, '진 프로그램'을 적용하면서 함께 고려해야 할 사항은 회원의 3개월3개월은 최소한의 운동 효과 시점 운동 플랜을 작성하는 것이다.

여기서 '운동 플랜목표설정'은 운동처방의 요소와 원리에 맞춰서 구성해야 하는데 간단하게 정리하면 'SMART 원리'라 말할 수 있겠다. 'SMART 원리'는 경영학 전공자들에게는 익숙한 이론으로 트레이닝을 위해 나의 트레이닝 스승이신 '권 마스터 트레이너'가 끌어다 체계화해 놓은 내용이다. 잠깐 살펴보자면,

Specific - 구체적
: 운동 종목 및 운동 방향의 일관성 및 구체성

Measurable - 측정 가능한
: 운동 전과 운동 후의 측정을 한눈에 볼 수 있도록 평가함

Attainable - 도달할 수 있는
: 허황된 운동 목표가 아닌 거시적 관점으로 접근함

Relevant - 관련된
: 최대의 효과를 내기 위해서 불필요한 동작을 걸러냄

퍼스널 트레이너가 되려면 이것만 기억하자

Time bound – 시간 범위

: 계획한 시간과 기간 안에 목표를 완성할 수 있도록 관리함

이처럼 'SMART 원리'에 맞춰 운동에 관한 목표 설정을 하고 나서 해야 할 일이 또 있다. 그것은 '트레이닝 일지'를 쓰는 것이다. '트레이닝 일지'는 그날의 특별한 사항만 간단히 메모하면 된다. 그리고 두 달 정도 지나서 '트레이닝 일지'를 가지고 '회원의 히스토리운동 진행 사항'를 작성한다. '회원 히스토리'는 나중에 회원과 함께 피드백을 할 수 있는 중요한 기록물이 된다.

모든 기록은 회원을 향해야 한다. 그래야 회원은 트레이너를 신뢰하고 운동에만 집중할 수 있다. 다소 귀찮고 어려운 과정일지 모르겠으나 이러한 문서화 과정이야말로 차별화할 수 있는 전문성의 한 영역이라 생각한다. 세상엔 공짜가 없는 법이다.

지금까지 말한 문서화의 과정을 한눈에 볼 수 있도록 도식화했다. 다음의 그림을 참조하면 이해하는 데 도움이 될 것이다.

트레이닝을 토닥토닥

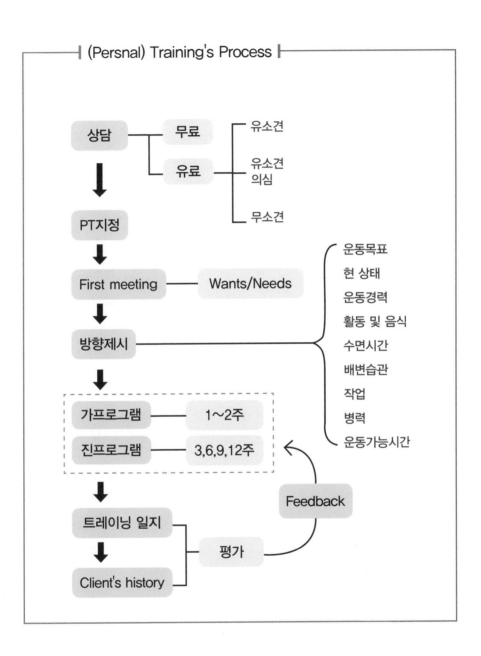

‖ (Persnal) Training's Process ‖

상담 ── 무료 ── 유소견

유료 ── 유소견
의심

무소견

PT지정

First meeting ── Wants/Needs

방향제시

운동목표
현 상태
운동경력
활동 및 음식
수면시간
배변습관
작업
병력
운동가능시간

가프로그램 ── 1~2주

진프로그램 ── 3,6,9,12주

Feedback

트레이닝 일지

평가

Client's history

퍼스널 트레이너가 되려면 이것만 기억하자

'Before service'라는 말은 참 좋다. 회원이 원하는 것을 미리 간파하여 서비스에 임하는 자세를 말한다. 트레이닝을 위한 사전 준비를 위해서는 기록이 그만큼 중요한 것이다.

이처럼 기록은 회원을 향한 것이지만, 때론 자신트레이너을 보호하는 차원도 있다. 퍼스널 트레이너는 사실상 폭발적 성장에 비해 법률적 규제는 너무도 미미한 실정이다. 만약 퍼스널 트레이너가 센터에서 트레이닝을 하는 중에 사용하던 짐볼에 회원이 걸려 넘어져 부상을 입었다면 그 책임은 누가 져야 하는 것일까. 대개는 퍼스널 트레이너의 잘못으로 돌아간다. 트레이닝 시 주변을 살피지 않았다는 이유다. 그래도 이러한 부분은 대수롭지 않게 넘어갈 수 있다.

문제는 트레이닝을 하다가 발생되는 소송에 관한 부분이다. 가령 트레이닝을 하다가 회원이 그날 몸 상태가 좋지 않아서 무리한 동작은 피하려고 했는데 트레이너가 자의적인 판단운동을 통해서 회복이 가능할 거라 생각함을 내리고 운동 동작을 하도록 권유했다. 그 당시는 아무 탈 없이 운동을 잘 마쳤다. 그런데 그 다음날 자고 일어났는데 허리가 너무 아파서 일어날 수 없을 정도로 극심한 통증을 호소했다. 물론 다 그런 건 아니지만 가끔씩 회원은 그 상황을 트레이너의 잘못으로 돌린다. 심한 경우엔 끝내는 소송을 건다.

이럴 때소송 필요한 것이 기록이다. 소송에 대해서 변호사가 제출하라는 서류는 국가 공인 자격증_{스포츠지도사 2급} 사본과 전공 관련 교육에 대한 이수 증빙 서류, 그리고 회원 운동일지를 포함한 전반적인 기록지 등이다. 그런데 회원_{소송을 건 사람}에 대한 운동 기록이 전혀 없는 상태가 되면 소송에서 불리할 수 있게 되는 것이다. 다시 한 번 말하지만 기록은 회원과 트레이너에게 중요한 요소라 할 수 있다.

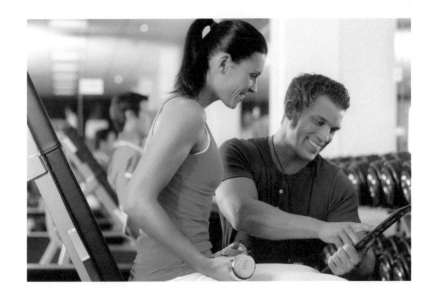

퍼스널 트레이너가 되려면 이것만 기억하자

04

외모Appearance

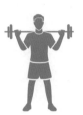

퍼스널 트레이너는 꾸준한 자기 계발로
회원의 피트니스 모델이 되어야 한다.

"어머! 트레이너 분께서 인상이 참 좋으시네요."

첫 수업 때 듣는 소리다. 실력은 둘째 치고 호감 가는 얼굴로 절반
은 채우고 들어간다. 인상에 대한 사전적 의미는 이렇다.

'어떤 대상에 대하여 마음속에 새겨지는 느낌'

외모의 중요성을 강조함으로써 모든 사람들의 관심을 한눈에 받았
던 사람이 있다. 그는 췌장암으로 죽었다. 그러나 그가 만든 회사와
제품들은 그를 되살아나게 한다.

그의 이름은 다 아는 바와 같이 '스티브 잡스'이다. 그의 자서전인
『스티브 잡스』월터 아이작슨, 민음사에도 디자인에 대한 남다른 철학이 담

트레이닝을 토닥토닥

겨 있다. 잠깐 그 내용을 들여다보자면,

다자인은 단순히 어떤 제품의 표면적 모습이 아니었다.
디자인은 제품의 본질을 반영해야 했다.

잡스는 애플의 지휘권을 잡고 얼마 후 '포춘'에 이렇게 이야기했다.

"대부분의 사람들에게 디자인은 '겉모습'을 뜻합니다. 하지만 내 생각
엔, 그건 디자인의 의미와 정반대입니다. 디자인은 인간이 만든 창작
물의 근간을 이루는 영혼입니다. 그 영혼이 결국 여러 겹의 표면들을
통해 스스로를 표현하는 겁니다." (본문 543p)

우리말에 '얼굴'이라는 단어가 있다. 그 단어가 담긴 속뜻은 '얼이
드나드는 굴'이라는 것이다. 여기서 '얼'은 정신을 말한다. 스티브 잡
스 또한 제품의 디자인을 통해 본질을 극대화 시키려는 시도를 한 것
이다.

디자인을 얼마큼 중요하게 여겼는지 또 하나의 글을 통해 알아보고
자 한다.

다른 대부분의 회사들에서는 주로 엔지니어들이 디자이너들을 이
끄는 경향이 있다. 엔지니어들이 원하는 사양과 요구 사항을 내놓으
면 디자이너들이 거기에 맞는 케이스와 외형을 만들어 낸다. 하지만

퍼스널 트레이너가 되려면 이것만 기억하자

잡스는 그러한 과정이 반대로 진행되어야 한다고 판단했다.

애플 초기, 잡스가 오리지널 매킨토시의 케이스 디자인을 승인한 이후
에 엔지니어들이 회로 기판과 부품들을 거기에 맞춰야 했다.(본문 544p)

스티브 잡스가 애플의 CEO로 다시 들어오기 전까지는 엔지니어들
이 안에 들어갈 것들인 '프로세서와 하드 드라이브'를 만들면 디자이
너들이 그에 맞는 케이스를 설계했다고 한다. 그런데 그가 다시 돌아
와서 모든 체계를 뒤집는 선언을 했다.
"우리가 위대해지기 위한 무엇을 만들려면 디자인이 가장 중요합
니다."

디자인의 중요성은 애플의 마케팅 담당자인 '마이크 마쿨라'에게 큰
영향을 받았다고 한다. 애플의 마케팅 철학은 공감, 집중, 그리고 인
상이다. 마이크 마쿨라는 "가치를 귀속하라."고 늘 가르쳤다고 한다.
다시 말해 사람들이 겉모습만 보고서 내용까지 판단한다는 사실을 이
해하고, 애플 제품의 모든 외면과 포장 뒤에는 아름다운 보석이 숨어
있다고 느끼도록 만들 것을 그는 늘 주지시켰다고 한다.
이처럼 스티브 잡스가 생각한 제품의 디자인인 '겉모습'은 너무도
중요했다. 그런데 한 가지 의문이 드는 것은, 그가 만드는 제품의 디
자인에 대해서는 광적인 관심을 보였는데 그가 평소에 하고 다니는
모습은 너무도 형편없었다는 것이다.

트레이닝을 토닥토닥

대학교 시절엔 신발도 신지 않고 샤워도 하지 않고 수염을 기르고 머리는 깎지 않는 등 누가 보면 걸인으로 오해할 정도였다. 또한 애플을 창업하기 전에 다녔던 회사에서는 동료들과 함께 일할 수 없을 정도로 냄새가 나서 그 회사 회장의 특별 지시로 다들 퇴근한 이후에 그때서야 출근했을 정도였다. 애플의 CEO가 되어서는 그래도 양복의 깔끔함 대신에 청바지와 면티의 편안함을 추구했지만….

외모에 관한 또 하나의 책이 있다. 『깨진 유리창 법칙』마이클 레빈, 흐름출판이라는 책이다. 사실 이 책은 외모에 대한 내용이기보다는 사소한 것, 작은 것에 대한 위대함을 일깨워주는 책이다.

『깨진 유리창 법칙』은 범죄학에 도입해 큰 성과를 거둔 '깨진 유리창 이론'을 비즈니스 세계에 끌어들인 책이다. 깨진 유리창 법칙이란 고객이 겪은 한 번의 불쾌한 경험, 한 명의 불친절한 직원, 정리되지 않은 상품, 말뿐인 약속 등 기업의 작은 실수가 종국엔 기업의 앞날을 위험에 빠뜨린다는 법칙이다.

그러나 사소한 것, 작은 것의 시작은 겉모습인 외모와 관련이 있다. 첫인상의 느낌을 좌우하는 것은 외모다. 기업의 첫인상은 화장실이다. 화장실은 어떻게 보면 잘 챙기지 않는 곳이다. 그래서 사소한 곳이고 작은 것이라 할 수 있다. 그런데 좋은 기업의 대부분은 화장실이 청결하다. 오래되고 냄새나는 전철역에는 화장실도 마찬가지로 청결상태가 형편없다.

스티브 잡스가 추구했던 디자인과 깨진 유리창 법칙에서 말하는 기업의 인상, 그리고 퍼스널 트레이너가 갖춰야 할 외모 사이엔 공통된 것이 관통한다. 그것은 기본이다. 본질과도 같다. 그래서 '기본에 충실하자'라는 말이 달고 깊다.

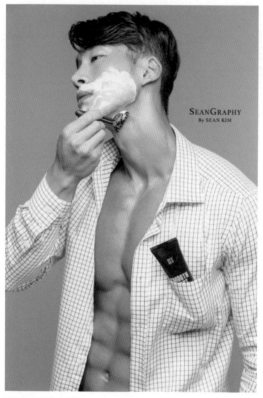

퍼스널 트레이너 세영

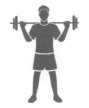

05

능력Ability

퍼스널 트레이너는 프로다.
프로는 전문성이 8할이다.

〈Mission impossible〉 시리즈 영화의 핵심 줄거리는 늘 한결같다. 바로 '절체절명의 상황일지라도 주어진 임무는 반드시 성공'이다. 주인공은 죽지 않을 만큼 고생하고 부상당한다. 총알도 아슬아슬하게 다 피해간다. 그는 임무를 완성하기 전에는 죽어서는 절대로 안 된다. 일급 상황에선 상급자는 항상 그를 찾는다. 즉 능력을 인정받았기 때문이다. 이런 모습이 바로 전문가다. 전문가는 그에 맞는 능력을 갖춘 자를 말한다.

그리고 전문가는 완벽을 추구하고자 노력하는 사람이다. 완벽에 대한 글을 쓴 학자가 있다. 그의 이름은 '피터 드러커'이다. 그는 『프로

퍼스널 트레이너가 되려면 이것만 기억하자

페셔널의 조건』이라는 책을 통하여 완벽을 향해 가는 길^{전문가}에 대해
서 자세히 말하고 있다. 피터 드러커의 표현을 빌리자면 이렇다.

'자신이 하는 일에 대해 스스로 완벽하다고 인정할 때까지 끝없는 도전과
노력을 멈추지 말아야 한다'

피터에게 완벽을 향한 충동을 불러일으킨 사건이 있었다. 잠깐 소
개하자면,

피터는 대학생 시절에 일주일에 한 번씩 오페라를 관람하였다. 그날은
19세기 이탈리아의 위대한 작곡가 '주세페 베르디'의 오페라를 보게 되
는데 그 오페라에 매료되어 그 작가의 자료를 찾다가 신선한 충격을
받게 된다. 그것은 이 오페라를 작곡한 사람이 여든 살의 노인이었고
더욱 놀란 것은 "왜 굳이 힘든 오페라 작곡을 계속하는가?"라는 질문
에 대한 그의 대답이었다. 그의 답변은 다음과 같다.
"음악가로서 나는 일생 동안 완벽을 추구해 왔다. 완벽하게 작곡하려
고 애썼지만, 하나의 작품이 완성될 때마다 늘 아쉬움이 남았다. 때문
에 나에게는 분명 한 번 더 도전해 볼 의무가 있다고 생각한다."
청년 피터에게 이 말은 강한 울림으로 남게 되었고 그 이후 살아가는
동안 자신이 무엇을 하든지 베르디의 교훈을 인생의 길잡이로 삼겠다
고 다짐하게 된다. 그리고 이렇게 말했다.
"살아가는 동안 완벽은 언제나 나를 피해 갈 테지만, 그렇지만 나는 또

트레이닝을 토닥토닥

한 언제나 완벽을 추구하리라고…."

나 또한 트레이닝의 완벽을 추구하기 위한 노력을 기울이고 있다.

피터에게 도전 정신을 일깨운 여든 살의 오페라 작가가 있었듯이 내게도 그와 같은 사람이 있다. 그는 트레이닝의 스승인 '권오영 마스터 트레이너'이다.

30년간 트레이너라는 한 길을 오롯이 걸어온 트레이너계의 대부와 같은 인물이다. 쉰이란 나이가 넘은 지금도 현장센터에서 회원을 지도하고 있다. 그 또한 늘 완벽을 추구하기 위해 노력한다. 그가 한 말 중 기억에 남는 것이 있다.

"진정한 프로의 마인드가 있다면, 그리고 프로이고자 노력한다면 시간이 지날수록 안정적이고 그 가치가 더한 직업이 퍼스널 트레이너이다."

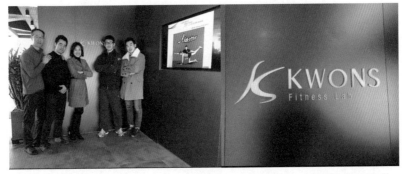

나에게 커다란 가르침을 주신 권오영 마스터 트레이너(왼쪽 사진 가장 좌측)와 그가 운영하는 피트니스 랩

퍼스널 트레이너가 되려면 이것만 기억하자

그에게서 배웠던 전문가로서의 퍼스널 트레이너가 지녀야 할 사항들에 대해서 말하자면, 첫째는 전문적인 지식이다. 이 지식은 하나의 스펙을 이루기 위한 죽은 지식이 되어서는 안 된다. 트레이닝에 필요한 실제적이고 살아있는 지식_{트레이닝에 적용}이 되어야 한다. 그리고 지식을 계속 업데이트하는 것을 게을리해서는 안 된다. 갱신되지 않은 지식은 무용한 것이 되어 먼 훗날에는 경쟁에서 도태되고 만다. 흐르는 물에는 이끼가 끼지 않는 법이다.

둘째는 본인만이 체험한 기술이다. 즉 트레이닝의 스킬이다. 이것은 다른 사람과의 차이를 나타내며 본인의 강력한 무기가 될 수 있다. 예를 들면 동작의 중립^{Neutral}과 자세의 자연스러움 그리고 움직임의 무게중심과 관절 움직임 범위의 정도 및 협응력와 근육의 수축원리_{단축성, 신장성}를 트레이닝 시 적절하게 적용하는 것이다. 이러한 기술들을 자유자재로 사용하게 된다면 그 어떤 상황에서도 위축되지 않고 나만의 트레이닝을 할 수 있게 된다.

셋째는 많은 트레이닝의 경험이다. 『아웃 라이어』라는 책에서 하루에 3시간씩 10년을 한 직업에 종사한 사람_{시간으로 계산하면 1만 시간}을 일컬어 아웃 라이어라고 칭할 수 있다고 하는데, 그러한 사람들 앞에 서면 무언가 모를 엄청난 힘을 느낄 수 있다. 다양한 현장경험을 통한 능숙한 아우라는 그 어떤 세미나에서도 얻을 수 없는 자신만의 특기가 된다.

트레이닝을 토닥토닥

마지막으로 노하우라고 말할 수 있다. 이것은 지금까지 살펴본 지식과 트레이닝의 기술 그리고 트레이닝의 경험을 체계적으로 이론화시킬 수 있는 능력을 말한다. 아무리 많은 지식을 갖고 있을지라도 다른 사람에게 표현되고 전달되지 않는 지식은 죽은 지식인 것처럼 자신의 노하우를 정립시켜야 한다.

요약하자면, 스펙을 위한 지식이 아닌 트레이닝 시 꿈틀거리며 자유자재로 쓸 수 있는 살아있는 지식을 갖추는 것, 그리고 그 지식을 바탕으로 다양한 경험을 쌓고 체계화 시켜서 남들과는 다른 방식을 만들어내는 것이 바로 전문가로서의 퍼스널 트레이너의 자세이다.

최근에 나는 다른 사람들은 어떻게 힘든 상황을 극복했는지 들여다보기 위해 '강연 100도씨'라는 강연 프로그램을 동영상을 통해 몰입하여 보았다. 어림잡아 100여 명의 사람들의 지난한 삶을 엿본 것 같다. 강연자로 나온 그들은 삶의 밑바닥까지 떨어져 죽음 외엔 달리 선택할 수 있는 방법이 없는 상황에서 한 가닥 희망의 빛줄기를 부여잡고 변화되어 재기에 성공하는 레퍼토리가 대부분이었다.

나는 그 많은 사람들의 이야기를 통해서 깨달은 것이 있었다. 그들에겐 있고 내겐 없는 것이 분명히 있었다. 삶의 열정과 삶을 대하는 태도는 그들과 견주어 보면 나 또한 부족함이 없다. 하지만 그들은 현재의 결핍을 통해서 자신만의 독특한 무엇을 갖고자 사력을 다했다. 연구에 연구를 거듭한 결과 독특한 자신만의 소스를 만든다든가, 세

퍼스널 트레이너가 되려면 이것만 기억하자

상에 없는 레시피를 개발하거나, 또한 남과 다른 아이템을 창출하는 것. 그것이 나와 확연히 차이가 나는 부분이었다. 그들에겐 최종병기인 '스페셜 티'가 있었다.

　역도 출신의 한 선수가 자신이 터득한 역도 기술을 통하여 국가 대표를 양성하고 일반인들에게 역도 기술에 대한 강좌를 열어서 자신의 노하우를 전파하는 경우도 '스페셜 티'의 한 예인 것이다.
　전문가로서의 퍼스널 트레이너의 자세를 한마디로 말하면 '스페셜 티특별한 태도나 방법'를 갖는 것이다. 그리고 '스페셜 티'는 새로운 기준을 만드는 것이며 오리진이 된다는 말과 같다.
　『오리진이 되라』강신장. 쌤앤파커스라는 책에서 오리진의 의미를 명확하게 표현한 내용이 있어서 옮겨 적어본다.

　　스스로 처음인 자, 게임의 룰을 만드는 자, 새 판을 짜는 자, 원조(기원)가 되는 자. 그리하여 세상을 지배하고 자신의 운명을 스스로 창조하는 자, 그가 바로 오리진이다.
　　굳이 무언가를 만들고 발명하는 사람만이 아니라 어떤 것, 혹은 생각의 기원이 되는 사람, 자신의 일에서 새로운 업(業)의 개념을 세우고, 자신만의 '판'을 짜는 모든 사람을 일컫는다.

　트레이닝의 시장이 갈수록 확대되고 있다. 건강과 운동에 관한 박람회를 가면 새로운 발명품들이 넘쳐난다. 또한 다양한 운동 방법들

트레이닝을 토닥토닥

을 위한 세미나가 한창이다.

특히 '케틀벨' 운동은 대중화되어 많은 트레이너를 비롯한 운동을 좋아하는 회원들에게 널리 알려졌다. 그런데 중요한 것은 케틀벨을 창시하고 널리 유포했던 소수의 사람들과 그것을 배우는 사람들이 있다는 것이다. 케틀벨이라는 스페셜 티를 만들고 전파했던 사람들이 바로 오리진에 속하는 것이다.

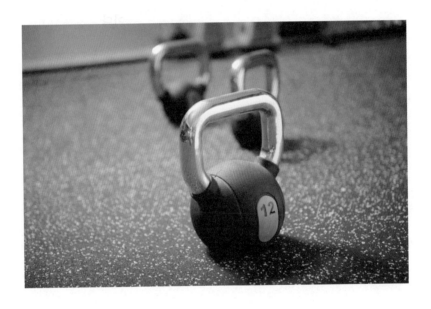

스페셜 티, 오리진에 대한 의미를 더 큰 차원인 인간의 문명이 만들어진 과정을 통해서 알아보자.

경제학을 전공한 사람이면 누구나 알고 있을 '제레미 리프킨'이라는 미래학자는 0.1%의 창의적 인간과 그것을 알아보고 협력하고 함께

퍼스널 트레이너가 되려면 이것만 기억하자

문명을 건설한 0.9%의 안목 있는 인간, 즉 1%의 인간이 문명을 이끌었다고 하였으며 나머지 99%의 사람을 잉여인간으로 규정했다.

즉 세상은 0.1%의 천재가 만들어낸 창조물을 0.9%의 안목과 통찰력을 가진 사람이 아이디어를 활용하고 그대로 따라함으로써 소위 말하는 성공의 대열에 서게 되는 것이다. 그리고 나머지의 사람들은 잉여인간이라 말할 수 있다.

산업혁명에 비유하자면, 자동차를 발명한 헨리 포드는 0.1%의 천재였고 자동차 시대가 올 것을 통찰한 록펠러는 자동차의 연료를 독점하고자 석유 산업을 일으켜 엄청난 부를 모을 수 있었는데 그가 0.1%의 천재의 아이디어를 재창조할 수 있는 안목을 가진 사람이었던 것이다. 그리고 나머지 부류는 그들을 손가락질하고 무시했던 잉여인간들인 것이다.

우리나라에서 일어난 예를 들겠다. 『시골의사의 부자 경제학』이라는 책을 쓴 박경철 의사의 일화이다.

지방의 어느 도시에 종합병원에서 일하던 중 한 친구가 서울에 중요한 세미나가 있는데 꼭 같이 가자고 사정하기에 바람도 쐴 겸해서 서울에 올라와 그 세미나를 들었다. 그런데 강사가 칠판에 'W. W. W'라는 단어를 쓰면서 "앞으로 WWW의 세계가 올 것이다."라고 힘주어 말하고는, 그 당시 생소했던 이메일로 수만 통의 편지가 오고 갈 것임을 예견했다. 하지만 거기에 참석한 모든 사람은 콧방귀를 뀌며 무시하고는 괜히 시간만 허비했다고 투덜대면서 강의장을 빠져나갔다. 그

트레이닝을 토닥토닥

런데 그 친구는 갑자기 번개 맞은 듯이 멍하니 서 있었다. 그리고는 황급히 아까 그 강사를 따라 나섰다. 박경철 의사도 실없는 사람이라고 무시하고는 다시 병원으로 돌아왔다고 한다. 그런데 몇 년이 지나서 정말 WWW의 시대가 도래한 것이 아닌가? 그 친구는 그 이후로 웹 사업에 뛰어들어 수백억의 돈을 벌었다고 한다.

WWW를 만들어낸 사람은 0.1%의 천재다. 천재는 신의 영역으로서 범접할 수 없는 능력이다. 하지만 WWW의 도래를 예견하고 실행할 수 있는 안목은 노력만 하면 누구나 가능한 것이다. 그리고 그 통찰력을 갖고 있는 자는 0.9% 안에 드는 오리진이 되는 것이다. 그리고 나머지 99%는 아무 생각 없이 WWW의 도래를 받아들이고 혜택을 누리는 잉여인간인 것이다.

트레이닝의 세계에서도 오리진과 잉여에 대한 개념은 명확하다. 위에서도 말했듯이 건강과 운동에 대한 관심이 커지면서 트레이닝에도 다양한 운동 방법들이 소개되고 있으며 그와 관련된 세미나가 우후죽순 생겨나고 있다.

중요한 것은 언제까지 남이 만든 운동방식을 배우기만 할 것인가이다. 한 번쯤은 자신만의 운동 방식을 세상에 내놓고 말뚝을 박고 기준을 만들어야 하지 않은가. 그리고 자신에게 필요한 배움인지 판단할 수 있는 통찰력을 갖는 것이다. 마치 요즘 유행하는 운동동작을 배우지 않으면 시대에 뒤떨어지는 것처럼 치부되는 분위기를 탈피하고 자신의 색깔을 갖고 집중과 선택을 통해 꼭 필요한 것들을 취할 수 있는

퍼스널 트레이너가 되려면 이것만 기억하자

안목이 필요하다.

그런 후 정성을 다해 트레이닝에 접목하는 것을 꾸준히 이어가다 보면, 남들과는 다른 방식을 만들어내게 될 것이고, 그렇게 되면 전문가라는 명칭을 얻게 될 것이며, 제레미 리프킨이 말하는 1% 천재의 영역에 드는 것이다. 바로 오리진이 되어서 말이다.

나를 가르친 스승인 '권오영 마스터 트레이너'는 1% 안에 드는 트레이닝 천재다. 또한 오리진이요, 스페셜 티를 가진 전문가이다. 그는 자신의 트레이닝 방법을 많은 사람들에게 전파하고 있다. 그리고 그의 배움을 받고 다양한 곳에서 전문가 소리를 들으며 트레이너의 길을 걸어가고 있는 제자들도 많다. 마치 고려시대 '이색'의 문하생으로서 정몽주, 권근, 정도전이라는 걸출한 사대부가 배출된 것처럼 말이다.

다시 말하지만, 전문가로서의 퍼스널 트레이너는 '스페셜 티'를 갖는 것이다. 그리고 '스페셜 티'는 어디에도 휘둘리지 않는 새로운 기준을 만드는 것이며 오리진이 되는 것이다.

높이뛰기의 '포스베리'와 체조의 '양학선' 선수와 같은 리마커블 Remarkable은 아닐지언정 나를 브랜딩 할 수 있는 스페셜 티를 갖추는 것이 바로 '능력Ability'인 것이다.

트레이닝을 토닥토닥

06

태도Attitude

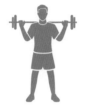

퍼스널 트레이너는 좋은 태도
(마음자세)를 지녀야 한다.

요즘 신병주 역사학자가 강의한 '이야기 한국사'에 빠졌다. 그런데 역사적 인물들을 보면 하나같이 어제의 막역한 관계가 오늘의 견원지간으로 돌변하는 사례들을 종종 볼 수 있었다. 그만큼 자신이 추구하는 사상적 체계가 흔들리는 것은 자신의 전부가 사라지는 것을 의미하는 것과 마찬가지로 여겼던 것 같다.

정몽주와 정도전, 성삼문과 신숙주, 퇴계 이황과 남명 조식, 중종과 조광조의 관계가 그 좋은 예라 할 수 있겠는데 더 자세히 설명하자면 첫째, 역성혁명과 기존 체제를 유지하는 과정에서 끝끝내 갈라서게 된 정몽주와 정도전은 한때는 '이색 스쿨'이라는 곳에서 호형호

퍼스널 트레이너가 되려면 이것만 기억하자

제 하면서 가깝게 지내던 관계였다.

둘째, 세종대왕 시절 집현전에서 한글 창제와 서적을 편찬하는 데 함께 공을 들였던 성삼문과 신숙주는 단종 폐위에 관한 문제에서 사육신과 세조의 브레인으로 갈라서게 되었다.

셋째, 같은 동인 출신이었지만 뜻하는 정치체계가 달랐던 남인의 이황과 북인의 조식은 분열되어 결국은 남북붕당의 체계가 형성되었다.

그리고 마지막으로 연산군의 폭정으로 쿠데타를 일으켜 왕위에 오른 중종은 사림학파인 조광조를 등용해 입지가 약한 자신의 세력 기반을 견고히 하고자 했지만 끝내는 조광조의 지나친 간섭으로 인해 유배를 보내고 사약을 받게 한 왕과 신하의 불편한 관계를 들 수 있다.

내게도 한때는 허울 없이 지내던 관계에서 얼굴을 같이 대하면 왠지 불편해지는 사이로 전락돼버린 경우가 있었다. 성격상 웬만해선 사람들에게 싫은 소리를 못 하지만 삶의 근간을 이루고 있는 원칙을 허물고 들어오는 외부적 자극에 대해서는 철저히 저항하는 편이다. 이러한 원칙에선 친척이든 나이가 많은 선배든 나이 어린 후배든 예외가 없다.
그렇다면 다 털어버리면 남게 되는 내 삶의 원칙은 무엇인가? 그것은 인간에 대한 예의다. 시쳇말로 '싸가지'다. 특히 나를 하대하는 말투로 함부로 지껄일 때 내 안의 헐크가 튀어나온다. 분명 그렇게 말한 상대방 또한 원인 제공을 했기에 자존심을 지키기 위한 방어적 기전을 발동했으리라 여겨지지만, 느낌상 상대방의 의도를 알 수 있기에 '이것은 분명 싸가지 없는 행동이다'라고 판단이 되면 여지없이 싸움닭으로 돌변한다.

『프리랜서처럼 일하라』이근미, 쌤앤파커스라는 책에서는 사람을 평가하는 세 가지 기준으로서 3A가 있다고 하는데, 그것은 Appearance외모, Ability능력, Attitude태도이다.

> 외모는 꼬라지, 능력은 싹수, 태도는 싸가지라고 말할 수 있는데 꼬라지와 싹수를 바꾸는 데는 오랜 시간이 걸리지는 않는다. 하지만 싸가지는 그 사람의 인격이기 때문에 쉽게 바꿀 수가 없다.

외모와 능력 그리고 태도가 있을진대 그중에 태도가 제일 바꾸기 힘들다는 말은 참으로 무릎을 치지 않을 수 없는 후련한 표현이다.

생업으로 일하고 있는 퍼스널 트레이너의 삶 속에서도 종종 태도싸가지가 부족한 경우를 볼 수 있다. 가령 트레이닝 시간에 상습적으로 늦는다거나, 독고다이처럼 자신의 트레이닝이 최고인 양 남의 트레이닝을 하수로 여기거나, 또는 회원과의 수업시간을 자신의 스케줄에 맞춰 시시각각으로 변경하는 경우라 할 수 있다. 그런데 그들 대부분은 외모와 능력은 출중하다. 한마디로 인격이 덜 됐다. 나는 외

퍼스널 트레이너가 되려면 이것만 기억하자

모와 싸가지는 좀 있는 편이다. 능력은 보통이다. 그래도 능력이 좀 모자라도 한 곳에서 10년 동안 트레이너로서 일을 해오고 있다. 만약 싸가지가 없었다면 벌써 이곳저곳으로 전전긍긍했을 것이다.

외모와 능력이 부족해도 태도만 좋으면 그래도 희망적이다. 왜냐면 외모는 돈을 투자하면 되고 능력은 노력을 쏟으면 된다. 그렇게 되면 3년 후엔 외모와 능력은 어느 정도 비슷한 수준에 오르게 된다. 그런데 태도는 좀처럼 요지부동이다. 하루아침에 만들어지는 것이 아니기 때문이다. 그래도 길은 있다. 태도가 인격의 범주라면 인격을 담은 학문을 공부하면 된다. 바로 책을 읽는 것이다. 전공책에는 몸의 기능을 회복시킬 수 있는 방법들이 담겨져 있다. 하지만 마음을 다스리는 내용은 없다. 그래서 전공도 중요하지만 교양도 필요한 것이다. 전공필수가 있듯이 교양필수 과목도 이수해야만 한다. 인격에 관련된 책이면 모두 좋다. 성인의 말씀도 괜찮고, 문학과 고전도 훌륭하다. 다만 자기 자랑만 늘어놓는 책은 삼가야 한다.

책 얘기가 나왔으니 태도에 관한 도서를 소개하고자 한다. 제목은 『레 미제라블』빅토르 위고이다. 한 사람의 관용과 자비가 또 다른 한 사람의 삶의 태도를 완전히 변화시키는 내용이다. 예전에 써놓은 독후 노트를 옮겨 적어본다.

이 책을 접하기 전에는 『레 미제라블』이 장발장의 다른 표현인 줄 알 았고 빵 한 조각을 훔쳐서 감옥에 간 엄청 재수 없는 사람으로만 생각한 것이 내가 갖고 있는 정보의 전부였다. 책을 읽게 된 동기는 뮤지컬 형식으로 구성된 영화를 보고 감동을 받고서 작품 속 등장인물의 내면화된 느낌을 구체적으로 알고 싶어서이다. 책의 주된 키워드는 양심과 자유 그리고 사랑과 구원과 선행이다.

책의 내용 중 가장 나를 감화시켰던 부분은 미리엘 주교의 대사였다. 19년 동안 감옥살이를 하고 나온 장발장은 악인의 모습으로 변했다. 출옥하고 나와도 유형수라는 신분증이 있기 때문에 어느 곳에서도 그를 받아주지 않았다. 돈을 지불하고 여관에 투숙하려고 해도 받아주지 않았다. 하지만 미리엘 주교만이 장발장을 죄수가 아닌 한 길 잃은 어린 양을 대하듯 따뜻하게 맞아주었다. 그러나 장발장은 인간에 대한 증오와 불신으로 인해 야밤에 돈이 될 수 있는 은그릇을 가지고 도망을 쳤다. 그리고 얼마 못 가서 경찰에게 붙잡혔고 장발장은 주교가 주었다라고 거짓말을 하게 된다. 결국 그 일이 사실인지 알아보기 위해 주교를 대면하게 되었다. 하지만 주교는 거짓말을 한다. 그리고 은촛대도 가지고 가라고 했는데 안 가져갔다고 말하며 장발장의 가방에 은촛대를 넣는다. 그러면서 주교는 "이 은촛대로 당신의 영혼을 샀으니 이제부터는 주님의 아들로서 늘 선행을 하면서 사시오."라고 의미심장한 말을 건넨다.

절체절명의 순간에서 장발장은 주교의 은혜로 자유를 얻게 된 것이다. 그리고 가슴 깊은 곳에 큰 깨달음을 얻게 되었다. 이제 나의 삶은 비천함이 아니라 축복이고 은혜의 삶이라는 것을. 그리고 죽을 때까지 불쌍하고 가난한 이웃을 돌보며 살겠노라고 다짐을 한다. 그리고 그는

퍼스널 트레이너가 되려면 이것만 기억하자

죽기 전까지 그렇게 살다 간다. 자신의 비석도 초라하게 만들어 달라고까지 하면서….

건강과 운동에 관련한 강의와 세미나가 넘쳐난다. 한번은 코엑스에서 운동 박람회가 열려 많은 사람들이 찾았고 각자의 관심과 성향에 맞는 프로그램을 듣느라 인산인해를 이뤘다. 다 좋았다. 하지만 한 가지 아쉬웠던 점은 트레이너의 자질과 인격에 관한 교양필수 강의는 없었다는 것이다. 왜 그럴까? 태도에 대해선 시간이 지나면 채워지는 줄로만 생각해서일까? 그러나 이것 또한 시간과 노력이 필요한 영역인 것이다. 물론 오랜 기간이 걸리겠지만 말이다.

공자의 제자들 중에도 싸가지^{인격}가 없는 이가 있었나 보다. 그는 이렇게 말했다.

"지식은 많아도 인격이 없는 자는 문서를 관리하는 사람에 지나지 않고,
또한 인격은 있지만 지식이 없는 자는 야인에 지나지 않는다."

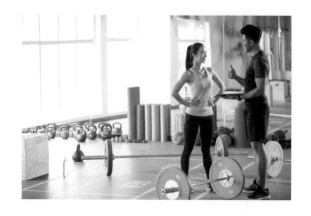

트레이닝을 토닥토닥

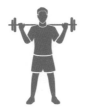

07

신념 Confidence

퍼스널 트레이너는 자신이 세운 트레이닝 체계를 굳게 믿어야 한다.

Be Yourself, 너는 너다. 다른 사람이 되려고 하지 말고 너 자신이 되라고 말이죠. 여러분은 모두 폭탄입니다. 아직 뇌관이 발견되지 않은 폭탄이에요. 뇌관이 발견되는 순간, 어마어마한 폭발력을 가질 거라고 믿습니다. 그러니까 즉 자존을 찾고 자신만의 뇌관을 찾으세요.

박웅현 광고인이 쓴 『여덟 단어』라는 책에서 딸에게 한 말이다. 자존을 말하고자 쓴 내용이다.

자존自尊의 사전적 의미는 '자기의 품위를 스스로 지킨다'이다. 그렇다면 과연 내가 하고 있는 트레이닝에는 자존과 신념이 들어 있는가. 그저 남들이 하는 트레이닝, 유행에 맞는 트레이닝에 편승된 수업을 하고 있지는 않은가.

예전에 트레이닝을 지도해 주셨던 '권 마스터 트레이너'는 가끔씩 트레이너가 수업을 할 때 옆에서 지켜보곤 했다. 물론 내가 수업할 때도 그랬다. 그런데 참 이상한 건 그가 지켜보고 있으면 수업이 잘 되지 않았다. 그가 두려웠다. 아니 그가 두려운 것이 아니라 내가 하고 있는 트레이닝이 제대로 된 것인지가 의심스러웠던 것이다. 그러다 보니 고수가 지켜보는 앞에선 트레이닝이 잘될 수가 없었던 것이다.

그런데 그 와중 자신의 트레이닝을 지켜보는 것에도 아랑곳하지 않고 매끄럽게 잘 이어가는 트레이너도 있었다. 현재 그 트레이너는 자신만의 트레이닝 색깔을 찾아 많은 사람들에게 건강과 운동 전도사로서의 삶을 살고 있다.

그렇다면 신념 있는 트레이닝은 무엇인가? '분당 우리교회' 이찬수 목사의 설교 내용 중에 신념을 잘 표현한 내용이 있어서 옮겨 적어 본다.

"신념은 미친년이 머리에 꽂고 있는 꽃과 같은 기라."
(TV 연속극의 한 대사)

평상시에는 사람들이 갖은 모욕을 하더라도 실실 웃고 다니지만 머리에 꽂은 꽃을 만지면 갑자기 성난 야수처럼 변하여 달려든다. 미친

년의 꽃은 그녀의 자존심이요 신념인 것이다.

신념은 자신을 굳게 믿는 것이다. 트레이닝에서도, 기준을 잡고 누구에게 트레이닝을 하든지 물 흐르듯 트레이닝을 이끌어 나갈 수 있는 기본 체계를 갖고 있어야 한다.

'자신의 트레이닝을 많은 사람들에게 발표할 기회를 가져라'

천호식품의 김영식 회장은 그의 책『10미터만 더 뛰어봐』에서 자신이 만든 물건, 본인이 팔려는 물건의 전문가가 되어야 한다고 생각하고 쑥에 관한 한 어떤 자리에서도 3시간 이상 강의할 수 있을 정도로 전문 지식을 갖추고자 노력했다고 말했다. 김영식 회장은 자신의 일에 대해서 철저히 신념에 사로잡힌 사람이다.

여기서 말하는 3시간은 다른 사람들이 써 놓은 이론을 얘기하는 것이 아니다. 물론 자신의 주장을 뒷받침하기 위해선 근거가 되는 학문의 힘을 빌릴 수는 있다.

스스로 체계성을 확립하여 남들과는 다른 트레이닝을 하는 것이 중요하다. 그리고 이것을 더욱 구체화시키며 입지를 견고케 하기 위해서는 많은 사람들 앞에서 발표할 수 있는 기회를 갖는 것이 도움이 된다.

함께 일을 했던 설 퍼스널 트레이너는 지금도 운동에 관한 협회를 통해서 자신이 연구한 분야에 대해서 발표를 한다. 발표를 통해서 설

퍼스널 트레이너가 되려면 이것만 기억하자

퍼스널 트레이너는 무엇보다도 자신감을 얻게 될 것이며, 그러한 기회를 많이 겪다 보면 누구를 만나든지 확고한 스스로의 트레이닝을 서슴없이 말할 수 있게 되는 것이다. 현재는 부산에서 프라이빗 스튜디오휴바디 웍스 공동 대표를 운영하면서 정규적으로 세미나를 열어 새롭고 참신한 트레이닝 방법에 대해서 소통의 기회를 열고 있다.

최근에 스포엑스 & 아이핏컨벤션에서 다양한 강좌가 열려 트레이닝의 새로운 패러다임 시프트를 선보이고 있다. 특히 김수관just 1 대표 트레이너는 움직임 패턴을 분석 및 평가하여 각각의 신체 조성에 적합한 운동법을 디자인하는 이론과 실기를 선보임으로써 많은 사람들의 주목을 끌었다.

이처럼 현장에서 근무하는 트레이너는 새로운 프로세스를 창출해 낼 수 있는 능력을 갖춰야 한다. 그래야만 신념과 자존으로 자신의 트레이닝을 존중할 수 있게 되는 것이다.

미래학자인 앨빈 토플러가 그의 책 『부의 미래』에서 '갱신되지 않은 지식은 죽은 지식이다'라고 주장했듯이 새로운 학문과 이론을 접하고 학습하여 자신만의 운동 방정식을 정립해 나가는 것이 퍼스널 트레이너의 책무인 것이다.

나만 가질 수 있는 무기 하나쯤 가지고 있어야 한다.

흔들리지 않는 경쟁력을 갖추려면 나만 가질 수 있는 무기 하나쯤

트레이닝을 토닥토닥

은 있어야 한다. 그리고 그 무기는 트레이닝에 대한 신념과 직결된다.

예전에 병원에서 근무했던 퍼스널 트레이너와 특기에 관련된 대화를 나눈 적이 있다. 그가 병원에 근무하면서 제일 돈이 많이 되는 몸의 부위는 '허리'라고 말했다. 병원에서 일하면서 허리에 대한 부분을 집중적으로 공부하고 자료를 모았다고 한다. 그 후로 허리에 상태디스크 및 협착증 그리고 척추전방전위증과 같은 요통가 있는 회원들을 트레이닝을 할 때는 더 자신감이 생겼다고 했다.

퍼스널 트레이너는 병원에서 취급하는 일의 특성과는 조금 다르다. 병원은 말 그대로 부분적인 치료가 주목적이다. 어깨면 어깨, 무릎이면 무릎, 그리고 허리면 허리 등으로 세분화되어 일을 진행한다. 그러나 퍼스널 트레이너는 팔방미인이라는 말처럼 여러 부위를 함께 다뤄야 한다. 마치 운전하는 모습과도 같다. 운전하면서 사주경계 자세로 백미러도 봐야 하고 사이드 미러도 보면서 차선을 변경하고 느리거나 혹은 빠르게 주행하면서 교통의 흐름을 잘 파악해야 한다. 주차도 신경 써야 한다.

즉 퍼스널 트레이너는 전체를 아우르는 트레이닝을 해야만 한다. 야구 감독처럼 선수들의 각각의 재능을 파악하여 하나로 뭉칠 수 있게 만드는 팀워크 말이다. 그래서 퍼스널 트레이너의 다른 명칭은 '라이프 스타일 코치'라고도 말할 수 있겠다.

퍼스널 트레이너가 되려면 이것만 기억하자

한편 전체를 볼 수 있는 능력도 필요하지만 주목할 만한 특기가 있어야 한다. 그래야 차별화에 성공할 수 있다. 그것이 비단 신체 부위별 재활에 탁월한 것에 국한된 것은 아니다. 회원을 다루는 커뮤니케이션 스킬, 또는 기록과 문서를 잘 다루는 것 등도 포함된다.

애플의 CEO 스티브 잡스는 사실상 컴퓨터에 들어가는 하드웨어나 소프트웨어에 관해서는 함께 애플을 창업한 워즈니악에게 일임을 했다. 물론 완전히 문외한은 아니었다. 잡스가 더욱 신경 썼던 부분은 마케팅과 디자인이었다. 그것이 그의 탁월한 능력이고 잡스만이 가지고 있는 무기인 것이다. 자신만의 무기는 스페셜 티이다. 탁월함이요, 주목할 만한 것이다. 기업가이면서 작가인 세스 고딘은 리마커블 Remarkable이라는 단어의 표현으로 '보랏빛 소'라는 말을 썼다. 그의 책인 '보랏빛 소가 온다'에서 밝힌 자신만의 무기라 말할 수 있는 탁월함에 대해서 잘 표현한 구절이 있다.

당신이 차로 고속도로 위를 끝없이 달리고 있는데 왼쪽에 목장이 펼쳐진다. 목장에는 잘생긴 소들이 한가롭게 풀을 뜯고 있다. 당신은 감탄한다. "우와, 저 멋진 소들 좀 봐!" 그러나 당신은 이내 지루해지고 더 이상 소들을 쳐다보지 않게 된다. 그 소가 그 소처럼 보이기 때문이다. 그런데 갑자기 보랏빛 소가 한 마리 나타난다. 순간 당신은 그 소를 잊을 수 없다. 당신은 드라이브가 끝날 때까지 옆자리에 앉은 사람과 신기한 보랏빛 소에 대해서 이야기할 것이다. 그리고 그 뒤로 만나는 사람들과도 보랏빛 소에 대해서 이야기할 것이다. 보랏빛 소가 당신의

트레이닝을 토닥토닥

뇌에 지울 수 없는 인상을 남겼기 때문이다.

『여자라면 힐러리처럼』이라는 이지성 작가의 글에서도 로뎀 힐러리는 세스 고딘의『보랏빛 소가 온다』라는 책을 읽고 삶의 의미를 재발견했다고 한다.

예일대학교 시절에 힐러리는 인형 같은 외모에 예쁘게 치장하고 다니는 백인 여자들 앞에서 당대의 엘리트라고 할 수 있는 그들_{빌 클린턴 도 포함}의 마음을 사로잡을 수 있었던 이유를 탁월함이라고 말했다. 즉 외모보다는 튀는 복장과 뛰어난 학과 성적 그리고 도도한 매력으로 승부를 걸었다. 현재는 립스틱 파워의 대명사로 세계에서 가장 영향력 있는 정치가로 활동하고 있다.

다시 말하지만 퍼스널 트레이너는 팔방미인이 되어야 한다. 체중 감량, 체중 증가, 유산소 운동, 저항 운동, 재활, 대사성 운동 등에 관한 지식과 프로그램을 작성할 수 있어야 한다. 하지만 팔방미인일지라도 자신 있는 부위가 있듯이 트레이닝에 있어서도 자신을 내세울 수 있는 분야가 있어야 한다. 그 분야가 바로 자신만의 강력한 무기인 것이다.

밥을 굶는 것보다 더 초라한 것은 신념이 없는 삶이다. 퍼스널 트레이너는 자신이 추구하는 원리와 원칙이 명확히 세워져 있어야 한다. 이것이 바로 신념이요 자존인 것이다. 신념은 공자의 '화이부동_{和而不同}' 사상과 닮았다. '화_和하되 동_同하지 말라'는 말이다. 또한 '화이부

퍼스널 트레이너가 되려면 이것만 기억하자

동'은 오케스트라의 연주와 같다. 서로 다른 악기로 연주하지만 하나의 하모니로 듣는 사람들로 하여금 심금을 울리게 한다.

트레이닝도 마찬가지다. 목적을 이루기 위해서 서로 뜻을 같이하되 자신이 추구하는 원칙과 원리를 잃지 않아야 한다. 이것이 바로 신념을 말하는 핵심인 것이다.

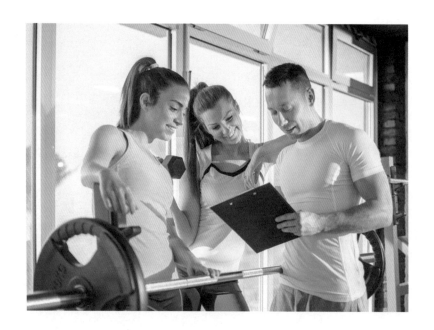

트레이닝을 토닥토닥

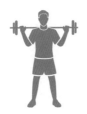

자격증Certification

퍼스널 트레이너는 반드시 공신력
있는 자격증을 갖고 있어야 한다.

08

잠시 트레이너가 되기까지의 내 이야기를 해야겠다.

대학교를 졸업하고 처음엔 트레이너 일을 하지 않았다. 2002년 당시엔 트레이너라는 직업은 체육을 전공한 사람들조차도 생소하였고 설령 알고 있더라도 하찮은 일로 여겼었다. 트레이너는 보디빌더로 통하던 시대였다. 찰흙으로 군데군데 붙여놓은 것 같은 근육질의 트레이너가 유두가 보일 정도의 늘어진 나시를 입고 가슴을 왼쪽, 오른쪽으로 움직이며 거드름을 피우는 모습이 기억에 남는다.

첫 스포츠 센터에서 트레이너로 일했을 때가 2002년 9월이었다.

그 당시엔 국가 공인 자격증생활체육지도자 3급 : 현재는 생활스포츠지도사 2급을 갖고 있지 않았다. 사단 법인에서 발급하는 자격증만 갖고 있었다. 그 것도 졸업 필수 사항이었기에 어쩔 수 없이 취득했던 것이다. 그만큼 그때에는 스포츠 센터에서 일하는 데 있어서 자격증에 대한 기준이 명확하지 않았다.

그렇게 3년이 지난 2005년에 생활체육지도자 3급 자격증을 따게 되었다. 솔직히 나는 두 번째 도전에서 성공했다. 그땐 지금처럼 자 격증 대비반을 운영하는 공공기관이 많이 없었다. 자격증에 대한 정 보가 전무한 상태였기에 먼저 취득한 사람에게 자문을 구해서 준비할 수밖에 없었다.

자격증의 의미란 무엇인가? 다른 주장도 있겠지만, 자격증은여기서 말하는 자격증은 문화체육관광부에서 발급하는 자격증을 말한다 직업을 창출하기 위해 국가에서 법적 보호를 해주는 최소한의 배려일 뿐 그 이상도 그 이하도 아니다.

법적 소송이 걸렸을 경우 공신력 있는 국가 자격증은 큰 힘이 되고 결정적인 자료가 될 수 있다. 그렇기 때문에 너 나 할 것 없이 국가 자격증을 따기 위해 많은 노력을 기울인다. 사단법인에서 취득한 자 격증은 법적 효용성이 있는지 잘 모르겠지만 말이다.

국가 자격증생활스포츠지도사 2급은 다른 사단 법인에서 운영하고 있는 자격증 같이 갱신에 대한 제도는 일체 없다. 사단법인에서 발급하는

트레이닝을 토닥토닥

자격증은 (정)회원에 등록하여 회비를 내야지만 기존 자격증의 유효성을 인정받는다.

국가 자격증은 자격증을 취득한 이후엔 스스로 직업에 대한 활로를 개척해야 한다. 심화 학습은 본인의 의지에 달린 것이다. 그러나 사단 법인은 애프터After가 철저하다. 자격증으로 밥 벌어 먹는 사업이니만큼 충분히 이해한다.

과거 내가 트레이너로 근무했을 당시에 자격증은 국가에서 발급하는 생활체육 지도자현 생활스포츠지도사자격증과 사단법인인 한국선수트레이너 협회에서 발급하는 선수트레이너 자격증 외엔 특별히 내세울만한 자격증이 없었다. 그러나 요즘은 너무 많아졌다. 포화상태에 이르렀다. 외국 자격증부터 시작하여 국내 자격증까지 다양해졌다. 그만큼 운동에 관한 사람들의 인식이 많이 달라졌다. 현재 함께 근무하는 퍼스널 트레이너들이 갖고 있는 자격증들이다.

Functional Movement Screen Lv. 1, 2 (FMS)

Kettlebell Sport Coach

NASM CES/PES

SFG Lv. 1

TPI Certified

NSCA – CPT

퍼스널 트레이너가 되려면 이것만 기억하자

건강관리사(문화체육관광부)

생활체육스포츠지도사 1급, 2급(문화체육관광부)

한국 선수 트레이너 자격증(한국 선수 트레이너 협회)

대한 선수 트레이너 자격증(대한 선수 트레이너 협회)

대한 운동사 협회 건강운동사 / 개인 운동사 자격증

내가 보유한 1급 생활체육지도자 자격증

대략 대다수 트레이너들이 지니고 있는 자격증만 골랐다. 어느 트레이너는 10가지가 넘는 자격증을 보유하고 있다. 나는 이 중에 네 가지를 갖고 있다.

자격증을 취득하는 이유는 두 가지로 나눌 수 있다. 하나는 순수한 배움의 즐거움이 좋아서고 다른 하나는 오로지 스펙을 위함이다. 물론 중간에 위치한 사람도 있다. 그러나 그 부류는 지극히 극소수다. 회원을 지도하거나 선수들을 트레이닝 시킬 때 벽에 부딪치는 상황에 놓이게 되는 경우가 있다. 그 한계를 넘기 위해 고수를 찾아간다. 그들은 늘 더 나은 방법을 배워서 한 차원 업그레이드된 트레이닝을 하고자 하는 욕망에 사로잡혀 있다. 자기계발에 철저한 부류다. 그렇게 하나씩 따다 보니깐 자격증이 많이 쌓이게 된다. 이들은 배움의 즐거움으로 자격증을 취득하는 부류라 할 수 있다.

또 하나는 스펙이 스토리를 이긴다고 굳게 믿는 부류다. 물론 배우기는 배울 것이다. 그러나 잿밥에 더 관심이 많다. 실력은 어느 정도 있는데 백그라운드가 없어서 고민하는 이들이다. 보통 이들은 외모지상주의에 빠져있다. 폼생폼사를 강조한다. 스펙에 치중하는 것을 부정하거나 비판하는 것은 절대 아니다. 어찌 됐건 스타일에 맞춰서 회원의 욕구를 충족시키기만 하면 뭐든 좋은 것이다.

그리고 많은 기업이나 센터에서는 아직도 실력보다는 스펙을 먼저 본다. 객관적인 지표가 될 수 있기 때문이다. 스펙을 강조하는 부류

퍼스널 트레이너가 되려면 이것만 기억하자

의 또 하나의 이유가 있다. 몸값을 올리고자 하는 것이다. 스포츠지도사 1급보다는 건강운동관리사가 더 연봉 테이블에서 우위를 갖게 된다. 다른 자격증도 그러할 것이고….

함께 일하고 있는 퍼스널 트레이너들에게 자격증의 의미에 대해서 물었다. 회원에게 이만큼 공부하고 있다는 것을 알려주기 위해서, 회원을 위해 근거 있는 트레이닝을 제공하고 싶어서, 나를 표현하기 위한 하나의 도구로서, 회원들이 퍼스널 트레이너를 선택할 때 더 나은 상품을 고를 수 있는 기회를 주기 위해서, 회원에게 신뢰를 얻기 위해서라고 한다.

여기서도 핵심은 회원을 향한다. 그리고 위에서 나열한 두 부류로 갈린다. 자기계발과 스펙이다.

향후 미래 직업으로 살아남을 수 있는 조건은 기계가 대신할 수 없는 일이라고 한다. 은행은 일찌감치 그런 조짐을 보였다. 바로 은행 CD기이다. 또한 내가 근무하고 있는 센터에서도 자동 발급기가 도입됨으로써 프런트 인력의 감축이 일어났다. 그런 면에서 맨투맨으로 진행되는 퍼스널 트레이닝은 건재하다. 오히려 인원을 더 충원하는 추세다.

운동에 관한 자격증을 취득하고자 비전공자들도 트레이너 자격증의 문을 두드리는 사례가 많아졌다. 일반인 대상으로 국가 자격증^{생활}스포츠지도사 시험을 대비하는 교육기관도 많아졌다. 또한 퍼스널 트레이너 양성기관^{사단법인}에도 많은 준비생들이 수강을 원하고 있다.

이처럼 운동의 대중화는 자격증의 포화상태를 야기시켰다. 악어와 악어새의 관계로 공생한다. 중요한 것은 양보다 질이다. 공신력 있고 자기에게 꼭 필요한 자격증을 섭렵하여 커리어 하이$^{Career-high}$를 이루는 것이 필요하다.

커리어 하이는 보통 운동선수들에게 쓰는 말이다. 능력의 최고치를 찍은 해를 이뤘을 때를 말한다. 프로야구를 좋아하니 야구선수를 예로 든다면, 넥센 구단의 박병호와 두산 구단의 김현수다. 그들은 커리어 하이를 이루어 '메이저리거'가 됐다.

그렇다면 퍼스널 트레이너에게 있어서 커리어 하이는 무엇일까?

그것은 회원에게 양질의 서비스를 제공하여 훌륭함을 인정받고 구전 마케팅의 효과를 톡톡히 보는 것이라 할 수 있겠다. 그렇게 되면 자신이 갖고 있는 자격증 또한 더욱 돋보이게 되는 것이다.

나는 트레이너로 일한지 14년째다. 퍼스널 트레이너로는 얼추 10년이 다 되었다. 14년 세월 동안 내가 취득한 자격증은 생활체육 1급 운동처방, 생활체육 2급, 3급보디빌딩, 그리고 한국 선수트레이너 자격증 이렇게 총 4개다.

사단법인에서 발급되는 더 많은 자격증을 취득하고 싶었지만 솔직히 교육비가 너무 비싸서 엄두가 나지 않았다. 그만큼 유용하게 사용할 수 있는 기회를 얻는 것이 되겠지만 높은 교육비가 책정되었다. 물론 강사들의 인건비와 운영비로 들어가는 비용을 계산하면 그만큼 필요한 건 사실이다. 하지만 교육의 질에 비해서 금액이 터무니없이

퍼스널 트레이너가 되려면 이것만 기억하자

높다. 반면 국가에서 발급하는 생활체육 1급 자격증을 취득할 때 들어간 비용은 자격증까지 포함해서 20만 원이 채 안 되었던 것으로 기억한다.

　교육산업은 피트니스의 발전을 위해서 없어서는 안 되는 필수 사항이지만, 그것이 전부인 양 선전하는 상행위는 하지 않는 것이 서로를 위해서 도움이 될 듯하다. 뼈를 깎는 자숙이 필요한 시점이다.
　퍼스널 트레이너는 반드시 공신력 있는 자격증을 갖고 있어야 한다. 자격증의 개수는 선택사항이다. 중요한 건 시너지 효과다. 자격증을 취득하기 위해서 배웠던 지식들을 트레이닝에 잘 녹여서 회원에게 적용하는 것이 중요하다. 그럴 때에만 자격증으로서의 가치는 최고치를 이루는 것이다. 그리고 스펙으로서의 자격증도 의미가 있는 것이다.

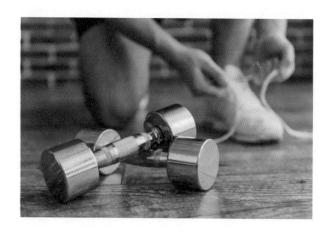

트레이닝을 토닥토닥

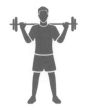

시기·질투Jealous

시기·질투는 조직을 부순다.

몇 해 전 아버지 장례식에 많은 문상객들이 찾아와 위로를 해 주었다. 슬픔으로 인한 몸과 마음의 피로가 줄어드는 느낌을 받았다. 이러한 고마움을 몸소 체험했기에 나는 가급적 지인의 장례식엔 꼭 찾아가보려고 노력한다. 이처럼 나뿐만 아니라 다른 사람들도 늦은 퇴근과 다음 날 새벽 출근을 무릅쓰고라도 문상을 하러 갈 것이다.

그런데 그와 반대로 가까운 친구나 동료의 기쁜 일에는 좀처럼 마음을 나누기가 어려운 것이 솔직한 심정이다. 가령 친구의 승진이나, 함께 근무하는 동료가 자신보다 더 좋은 대우를 받게 될 경우엔 내심 질투심이 생긴다. 친구의 승진은 나와는 상관없는 분야이기에 한 턱

퍼스널 트레이너가 되려면 이것만 기억하자

내지는 두 턱 정도 얻어먹고는 질시의 감정 수위를 하향 조절할 수 있게 된다. 그런데 같은 일을 하고 있는 동료의 승승장구를 가까이서 보게 되면 나도 모를 악마의 호르몬인 '노르아드레날린'이 걷잡을 수 없이 분비되곤 한다. 그렇다고 100% 싫은 감정은 아니다. 그중 60%는 부러움과 함께 성선설의 이론을 따르게 된다. 그런데 나머지 40%는 어디서 왔는가?

나는 10년간 같은 직장에서 근무하고 있다. 직장을 다니면서 많은 사람들을 만났다. 헤어짐과 새로운 만남을 반복하면서…. 일에 대한 열정으로 가득 찼던 신입 시절에 나는 함께 근무하는 한 동료에게 극도의 질투심을 느낀 적이 있었다. 그는 나와 입사 동기였다. 나이는 나보다 어리지만 일에 대한 전문성만큼은 나보다 어른이었다. 그 동기에게 염치 불구하고 이것저것 물어보면서 일에 대한 노하우를 터득했다.

그렇게 2년의 시간이 흐른 뒤 '개구리 올챙이 시절 모른다'는 속담처럼 일에 대한 자신감이 지나쳤는지 타인을 향한 시기심이 생겼다. 그것도 나를 많이 도와준 입사 동기에게서….

그는 늘 많은 회원을 보유하면서 수업을 원활하게 진행하였다. 그런데 나는 그와는 달리 회원이 많이 없어서 수업 횟수가 적었다. 일의 특성상 수업의 횟수^{세션 수}는 실력과 급여의 차이로 돌아오기에 여간 신경 쓰이는 것이 아니었다. 겉으로는 내색하지 않았지만 속에선 부글부글 끓어올랐다. 열정에 의한 선의의 경쟁을 넘어선 살기 어린 질투심으로 가득 찼다. 그러던 중 내 맘을 훤히 들여다보듯 매니저님께서 직원들이 다 모인 자리에서 이런 말을 했다.

"이곳에서 가장 경계해야 될 것이 무엇인지 아는 사람?"

말하는 사람이 없어서 매니저님이 말을 이었다.

"젤러스Jealous다. 다른 사람을 질투하는 것은 조직을 뽀갠다. 여기 있는 모든 사람들은 다 월급이 다르지만, 다른 사람들이 얼마큼 받는지 궁금해하지 말고 자신의 실력을 쌓는 데 노력해라."

『학문의 즐거움』이라는 책을 쓴 '히로나카 헤이스케'는 수학의 노벨상이라 일컫는 필드상을 수상했다. 그는 처음엔 수학을 전공한 것이 아니라 음악을 전공했다. 그러나 자신이 음악에 대해서 너무 문외한이라는 것을 깨닫고는 미련 없이 음악을 접고, 그 다음 관심사인 수학에 올인했다. 그렇게 시작한 수학으로 이젠 많은 사람들이 본받고 싶을 정도의 위치까지 올랐다.

그러한 대학자도 때론 질투 어린 시선으로 자신의 경쟁자를 견제한 적이 있었다. 그러나 질투 대신 체념과 인정하는 마음으로 상대방을 대하자 모든 것이 잘 풀렸다고 고백했다. 바로 자신에게 집중한 것이다. 남과의 경쟁이 아닌 스스로에게 박수를 칠 수 있을 정도의 완벽을 위해 끊임없이 노력했던 것이다.

'히로나카 헤이스케'가 말한 질투에 대한 글을 살펴보겠다.

퍼스널 트레이너가 되려면 이것만 기억하자

심리학자는 질투는 인간 특유의 감정이며, 모든 사람에게 존재한다고 말한다. 질투는 무언가를 창조하려고 하는 사람에게는 정말 좋지 않은 감정이라고 단언해 두고 싶다. 자기의 목표를 확실히 잡으면서 포기하는 것이다. 그렇게 하면 질투심이 안 생긴다. 체념하는 기술을 알아두는 것, 그것은 창조하는 데 관련되는 정신 에너지를 제어하고 증폭하는 데 대단히 중요한 것 중의 하나이다.

　나는 매니저의 말을 듣고 질투에 가득 찬 동물적 감정을 누르고 이성적 감정으로 돌아올 수 있었다. 그 이후에 입사 동료와 정말 친해졌다. 나의 부족함을 인정하니 그에게 웃으며 다가갈 수 있는 용기가 생겼다.
　슬픔을 위로하는 것보다 기쁨을 나누는 것이 훨씬 더 어려운 일인데 그 이유가 질투심이라니…. 그리고 질투심이 인간 본연의 것이라니. 그래서 '사돈이 땅을 사면 배가 아프다'라는 말이 나온 것인가.

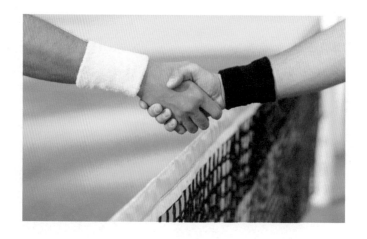

트레이닝을 토닥토닥

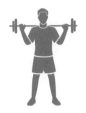

10
열등 콤플렉스

열등감은 용기가 필요하다.

사람의 마음이 한순간에 돌변하는 것은 사소함에 있다. 열 번 잘해도 한 번 아쉬운 마음이 들면 지금껏 쌓아온 관계는 금이 가고 만다. 이러한 맥 빠지는 법칙은 모든 인간사에서 일어나고 있는 불편한 진실이다. 언젠가 '달콤한 인생'이라는 영화를 보면서 '참 인간의 마음이란 얄궂다'라는 생각을 한 적이 있는데 그 이유는 한 대사를 듣고서였다.

"넌 나에게 모욕감을 줬어."

조직의 보스가 가장 신임하는 부하를 무참히 처벌하면서 하는 말이다.

보스의 여자 친구를 일개 부하가 마음에 품었다는 이유로 내쳐진 것이다. 열 번 충성해도 한 번의 불쾌감은 참을 수 없는 존재의 모욕감으로 다가오는 것이다.

나 또한 다른 감정 중에서 다른 사람이 나를 무시하는 발언이나 모욕감을 받으면 성인군자에서 폭군으로 돌변하게 된다. 자초지종을 잘 파악하지도 않은 채 나를 격하시킨 행위 자체만을 놓고 감정을 휘두르게 되는 것이다.

그런데 따지고 보면 이러한 행동을 보이는 것은 타인에 대한 평가에 흔들리는 주체성의 결여 때문이라 생각한다. 즉 열등감에 대한 문제인 것이다. 열등감은 무엇보다 '태어난 환경과 일을 처리하는 과정에서 스스로의 동력인 주체성을 갖고 임했는가'를 돌이켜 봐야 한다.

이러한 전례를 갖고 있었던 조선 임금들의 사례들을 보면 더욱 분명해진다. 어머니가 죽임을 당하고 그 한을 품고 살았던 연산군, 방계 출신으로 왕이 된 선조, 그리고 천민 출신으로 왕이 된 영조, 이 왕들은 출생에 대한 콤플렉스로 인하여 늘 열등감을 보였다. 그로 인해 결과가 하나같이 처참했다.

내 경우도 열등감이 늘 발목을 잡았다. 한 예를 들자면, 어느 날 한 트레이너가 회사를 그만두면서 회원의 수업을 다른 트레이너에게 인수인계하는 과정에서 회원들이 직접 원하는 트레이너를 지목했다. 그런데 특정 트레이너에게 회원들이 몰렸다. 그 트레이너는 요즘 수

트레이닝을 토닥토닥

업 시간표가 빼곡히 다 차서 센터에서 가장 많이 수업을 소화해 내고 있었다. 트레이닝에 대한 남다른 감각을 회원들도 잘 간파하는 모양이다.

거기까진 좋다. 트레이너의 역량 차이를 내가 질투하는 건 나의 못남이기에 시기하는 건 아니다. 그런데 내게 들려온 말로 인하여 수면 깊은 곳에 있던 콤플렉스가 수면 위로 떠오르게 되었다. 극기야 속에서 분노가 치밀어 올랐다.

"회원들이 모두 나랑 하고 싶다고 하던데요!"

분명 악의가 있는 말은 아니었다. 솔직한 답변이었고 그로서는 최선이었을 것이다. 문제는 받아들이는 나의 태도였다.

"그럼, 10년간 일해 온 나는 그저 그런 트레이너군?"

이런 생각을 하는 것이 낮은 자존감에서 비롯된 열등감인 것이다. 그럼 그런 대답에 건강한 자존감을 갖고 있는 사람의 반응은, "그래, 너 잘났다. 니 똥 굵다." 하고 시니컬하고 대수롭지 않게 넘어가면서 그래도 "내가 제일 잘 나가!"라고 말할 수 있어야 한다. 그러면서 주어진 현재에 대한 최선을 다하는 것이다. 무소의 뿔처럼. 이것이 앞에서 말한 주체적 자아, 건강한 자기自己인 것이다.

찌질한 천성을 늘 바꾸고 싶었다. 하지만 좀처럼 변하지 않는 본성. 그래도 고무적인 것은 그러한 감정이 며칠만 지나면 무뎌진다는 것이다. 그 며칠을 혼자 끙끙 앓으면서 주변 사람들을 힘들게 하는 면도 있지만 말이다.

퍼스널 트레이너가 되려면 이것만 기억하자

퍼스널 트레이너로서 근무하면서 한 번쯤은 열등감을 겪어 보았을 것이다. 그런데 열등감을 다르게 표현한 심리학자가 있다. 바로 '아들러'다. 일본의 한 철학자가 '아들러'라는 100년 전 정신의학자요, 심리학자인 그의 사상에 매료되어 한평생을 연구에 바쳤다. 그리고 그 결과물이 책으로 나왔다. 바로 『미움 받을 용기』이다. 이 책에서 열등감에 대한 긍정적 해석을 내놓았는데 잠깐 들여다보면,

열등감은 순수한 자신에 대한 평가이지만 열등콤플렉스는 그 열등감을 변명거리로 삼기 시작하는 상태라고 한다. 구체적인 예로 '나는 학력이 낮다, 그러니 남보다 몇 배 더 노력해야 한다'가 열등감이라면, '나는 학력이 낮아서 성공할 수 없다'고 하는 것은 열등콤플렉스다.

책의 서두에서도 '아들러'는 '프로이트'와 '융'이 상식처럼 구축해 놓은 '트라우마' 이론을 일언지하에 잘못된 이론이라고 규정하며, '아예 그런 것은 존재하지 않는다'라고 못박아버렸다.

'트라우마'는 정신적 외상으로서 과거의 특정한 사건이 계기가 되어 현재의 삶에 지대한 영향을 미친다는 '원인론'에 입각한 설명인데 아들러는 '목적론'을 내세워 그들의 주장을 뒤집어 버린다. 그러면서 그는 자신의 이론을 '용기의 심리학'이라고 명명한다. '목적론'이라고 주장하는 그의 이론은 이렇다.

"우리는 얼마든지 '변할 수 있는 존재'이며, 그러기 위해서는 지금의 나

트레이닝을 토닥토닥

를 그대로 받아들이고 인생에 놓인 문제를 직시할 '용기'가 필요하다. 즉 자유도 행복도 모두 '용기'의 문제이지 환경이나 능력의 문제는 아니다."

그러니까 열등감은 '용기'의 문제인 것이다. 즉 용기를 갖고 현재의 모습에서 변하려고 애쓰는 것이 필요하다는 말이다. 열등콤플렉스가 아닌 열등감으로, 그리고 그 열등감을 움직이는 동력은 용기이다. 고로 퍼스널 트레이너는 용기가 필요하다.

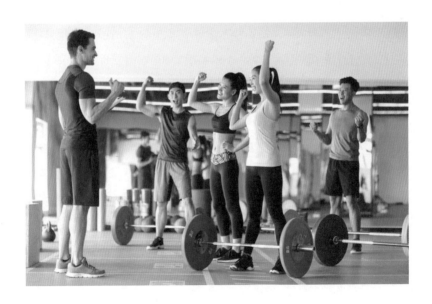

퍼스널 트레이너가 되려면 이것만 기억하자

11
부정행위

공인의 마음가짐이 필요하다.

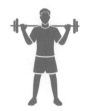

박병호는 마이너리그, 강정호는 성폭행 연루설, 김현수는 햄스트링 부상, 류현진은 어깨 수술 후 성적 부진. 메이저리그에 진출한 한국 선수들의 잇단 불운한 소식들이 전해지고 있다. 이 중에 가장 아쉬운 것은 강정호 소식이다.

항간엔 꽃뱀의 의도적 접근이라는 말도 있다. 하지만 모든 것을 떠나서 한국을 대표하는 공인이 자신을 다스리지 못하고 불미스런 행동을 했다는 것이다. 만약 강정호가 야구 선수가 아닌 일반인이었다면 전혀 이슈로 불거지지 않았을 것이다.

윤성환, 안지만, 임창용 선수들의 불법 해외 원정 도박설로 인해 프로야구의 '도덕적 해이' 상태가 도마 위에 오른 지 불과 1년도 채 지

트레이닝을 토닥토닥

나지 않은 상황에서 강정호의 이 같은 사건은 너무도 개탄스럽다.

성경에서는 '선 줄로 생각하는 자, 넘어질까 조심하라'라고 경계하고 있다. 또한 조선 중기의 대학자인 율곡 선생도 '홀로 있을 때 헛된 마음을 품지 않는다. 모든 악은 홀로 있을 때 삼가지 않음에서 비롯되니, 마음속에서 올바르지 않은 생각이 일어나는 것을 두려워하고 경계한다'라고 스스로를 경계하였다.

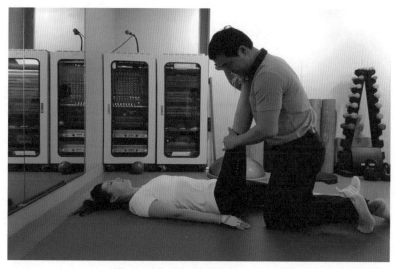

회원 지도 시에는 신체 접촉이 발생할 수 있으니 항상 양해 구하는 습관을 들여라

'퍼스널 트레이너' 또한 부정한 행위는 금물이다. 1:1로 수업을 하는 일의 특성상 회원과의 접근성은 다른 직업에 비해 가깝고 개방적

퍼스널 트레이너가 되려면 이것만 기억하자

이다. 가령 동작을 지도하는 가운데 신체 접촉이 부득이하게 필요한 경우가 그렇다. 매뉴얼대로라면 회원에게 먼저 양해를 구하고 접촉을 시도해야 한다. 그러나 원활한 진행을 위해 이심전심以心傳心으로 용인당연히 상식선에서의 신체부위를 말한다하는 경우가 대부분이다. 그래서 무엇보다 중요한 것은 퍼스널 트레이너의 마음가짐이다. 절대로 사심이 개입되어선 안 되는 것이다.

트레이닝에 관한 내 얘기를 해 보겠다. 10년 전 퍼스널 트레이너로서 여성 회원을 지도할 때였다. 매트에서 스트레칭을 하려고 하는데 서로가 부담스러워 멋쩍었던 적이 있다. 여성 회원이 미혼이었다. 그 당시 나는 결혼을 했는데 외관상 미혼처럼 보였는지 여성 회원이 부담스러워하는 것 같았다. 기발한 생각이 떠올랐다. 다음 날 결혼반지를 끼고 수업에 임했다. 회원을 위한 배려 차원에서….
그런데 신기하게도 수업을 받는 회원의 자세가 한층 부드러워졌다. 나 또한 편했다. 그 이후로 나는 10년이 지난 지금도 결혼반지를 끼고 수업을 한다.

또한 이성을 트레이닝하는 경우에는 본인뿐만 아니라 제3자수업을 받지 않는 회원의 시선에도 각별히 주의할 필요가 있다. 당사자인 회원과는 별 문제가 없는 동작을 지도했는데 신체 접촉이 제3자가 봤을 땐 의심할 수 있는 여지가 있다는 것이다. 스토커처럼 사진을 찍어 센터 게시판에 올리면 난감할 것 같다.

트레이닝을 토닥토닥

퍼스널 트레이너의 부정행위 중에 한 가지가 더 있다. 금전적인 것이다. 회원께서 감사의 마음으로 선물이나 약간의 사례비를 챙겨주는 것은 늘 있는 일이다. 그러나 내가 근무하는 곳은 이것을 엄금하고 있다. 회사의 브랜드 이미지가 있기 때문이다. 회사의 내규가 아니더라도 이것은 트레이너로서 조심스럽게 생각해 볼 일이다.

기대심리라는 것이 있다. 한 번 받았으면 다음번에도 기대하게 된다. 그런데 다음에 받지 않으면 되레 기분이 상한다. 기분이 상하면 행동으로 알게 모르게 표출된다. 그렇기 때문에 아예 처음부터 받지 않아야 마음도 편하다. 그리고 사례비를 받게 되면 왠지 더 잘해줘야만 하는 부담감이 생기게 된다. 그러면 수업을 할 때 심적으로 눌려 회원을 대하는 태도가 어려워질 수 있다.

이러한 것을 잘 극복할 수 있다면 불로소득도 나쁘지 않겠지만….

어느 날 센터 유니폼을 입고 식사를 하러 밖에 나간 적이 있다. 그런데 마주 오던 사람이 나를 보고 깍듯이 인사를 하고 지나갔다. 나

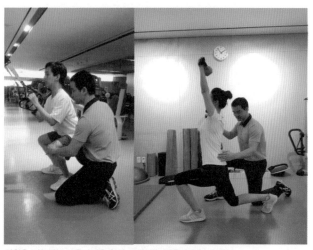

회원을 지도하는 마음가짐은 항상 정직하고 일관성 있어야 한다

는 반사적으로 고개를 숙였다. 순간 든 생각은,

"센터 주위에서는 나도 공인이구나!"

그렇다. 퍼스널 트레이너는 공인의 마음가짐이 절대적으로 필요하다. 특히나 트레이닝을 진행하면서 많은 대화를 한다. 대화 중에는 비밀이 보장되어야 하는 내용도 있다. 그러므로 그 내용을 공공연한 곳에서 이야기보따리로 풀어 놓는 실수를 범해서는 안 된다. 설령 트레이닝을 받고 있는 회원이 인기 연예인이나 유명 배우라 하더라도 남들에게 떠벌려서도 안 된다.

공인으로서 늘 깨끗한 마음으로 나랏일을 했던 옛 선조의 생활신조를 소개하고자 한다. 옛말 중 좌우명坐右銘의 뜻은 앉아 있는 오른쪽에 걸어두고 항상 스스로를 경계하는 금언을 말한다고 한다. 율곡 선생님도 20세에 관직에 나가기에 앞서 '자경문自警文'을 만들어 스스로 경계하였다.

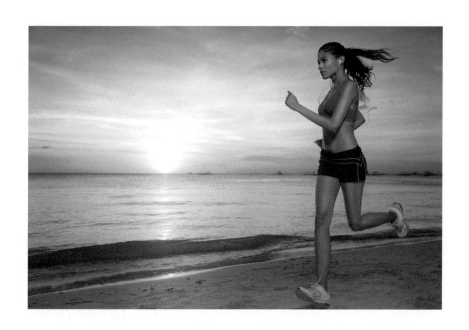

퍼스널 트레이너가 되려면 이것만 기억하자

율곡 이이의 자경문自警文

① 뜻을 크게 갖고서 성인의 삶을 따른다.

② 마음이 안정된 사람은 말이 적으니, 말을 적게 한다.

③ 마음이란 살아 있는 것이다. 마음이 어지러울 때는 정신을 한데 모으고 담담하게 그 어지러움을 살핀다. 그렇게 마음공부를 계속 하다 보면 마음이 고요하게 안정되는 순간이 반드시 올 것이다.

④ 홀로 있을 때 헛된 마음을 품지 않는다. 모든 악은 홀로 있을 때 삼가지 않음에서 비롯되니, 마음속에서 올바르지 않은 생각이 일어나는 것을 두려워하고 경계한다.

⑤ 앉아서 글만 읽는 것은 쓸데없다. 독서는 일을 잘하기 위해서 하는 것이다. 일이 없으면 그만이겠지만 일이 있을 땐 옳고 그름을 분간해서 합당하게 처리한 뒤 글을 읽는다.

⑥ 부귀영화를 바라지 않는다. 일을 할 때 대충 편하게 하려는 마음을 갖지 않는다.

트레이닝을 토닥토닥

출처: 『성학집요』
저자: 이이
역자: 김태완
출판사: 청어람 미디어

⑦ 해야 할 일은 모든 정성을 다하고, 하지 않아야 할 일은 마음속에서부터 끊는다.

⑧ 불의한 일을 단 한 번 저질러서 무고한 사람을 단 한 명 죽여 천하를 얻을 수 있다 하더라도 결코 그렇게 하지 않는다.

⑨ 누가 나에게 악을 행하면 나 자신을 깊이 반성하고 돌아본 뒤 그를 감화하기 위해 노력한다.

⑩ 가족들이 착하고 아름답게 변화하지 않는 것은 내 성의가 부족해서 그런 것이니, 나 자신을 돌아본다.

⑪ 몸에 질병이 있거나 밤에 잠자리에 드는 경우가 아니면 눕지 않는다. 비스듬히 기대지도 않는다.

⑫ 공부는 죽은 뒤에야 끝나는 것이니 서두르지도 늦추지도 않는다.

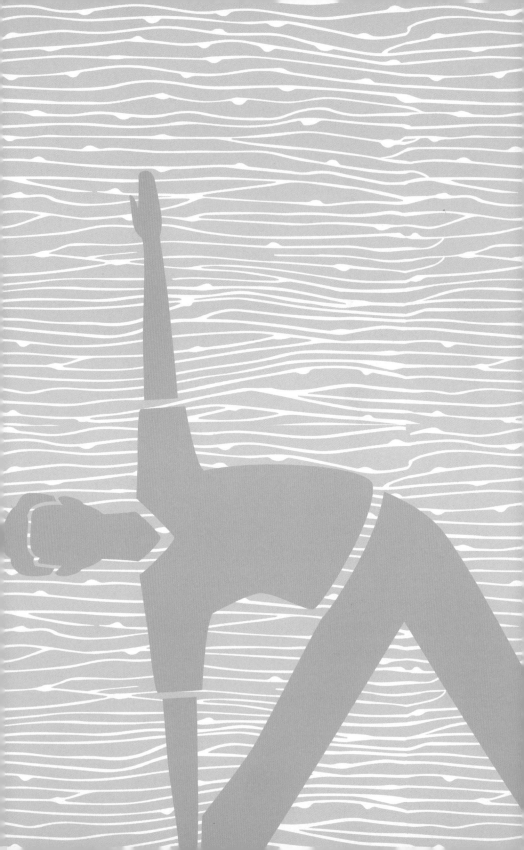

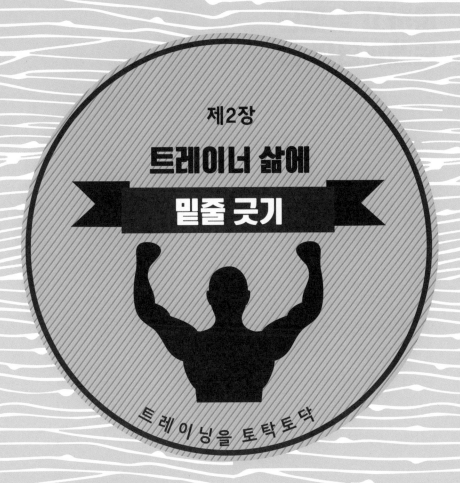

제2장

트레이너 삶에
밑줄 긋기

트 레 이 닝 을 토 탁 토 닥

01

피하고 싶었던
트레이너의 삶

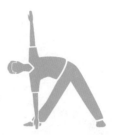

나는 학력고사 마지막 세대이다. 1994년도에 처음 수능고사가 시작되었다. 나는 학력고사와 수능고사에서 좋은 성적을 받지 못하여 세 번이나 대학 문턱을 넘지 못했다. 그리고 가혹한 시간이 기다리고 있었다. 바로 입대였다. 혹독한 군 시절이었지만, 인생의 큰 전환점을 갖게 되었다.

삶에는 언제나 전환점이 있다. 『하워드 선물』을 쓴 노교수는 삶의 전환점을 갖게 되는 시점을 세 가지로 분류한다.

누군가의 조언을 통해 미처 깨닫지 못했던 재능을 발견할 수도 있고, 거듭된 실패 가운데 이건 내 길이 아닌 것 같다는 깨달음을 통해서도,

그리고 취미로 해 왔던 일이 삶의 활력을 주어 좋아하는 것을 뛰어넘어 잘할 수 있는 계기를 맞을 수 있다.

내게 찾아온 전환점은 누군가의 조언을 통해서이다. 중대장의 권유가 트레이너의 일을 할 수 있게 만든 원동력이 되었다.

중대장은 체육대회나 체력 테스트에서 좋은 성적을 내는 모습을 지켜보면서, 대학에 가서 체육을 더 공부하면 좋겠다는 말을 했다. 처음엔 그냥 한 말로 알았는데 그 이후에 몇 번 더 권유했다. 곰곰이 체육에 대해서 생각해 보았다. 그리고 내린 결론이 체육학과에 입학하는 것이었다.

1997년 11월에 제대한 이후 1998년 한 해 동안 열심히 수능과 실기를 준비하여 체육학과에 입학하게 되었다. 나이로는 93학번이지만 99학번으로 대학생활을 시작하게 된 것이다.

절실함으로 대학 시험을 준비하여 들어온 나로선 대학 생활을 허투루 보내고 싶지 않았다. 늘 도서관을 오가며 그날 배운 내용을 복습하고, 과제물도 밀리지 않고 제때에 제출하면서 착실하게 성적 관리를 해 나갔다. 그러한 결과로 조기졸업을 할 수 있는 자격에까지 도달하게 되었고, 드디어 7학기 만에 졸업하게 되었다.

26살에 대학 초년생이 되었기에 하루빨리 졸업하고 직장인이 되고 싶었다. 오로지 학점을 잘 받기 위한 공부에 전념하고 졸업 후에 해야 할 일에 대해선 생각조차 하지 않았다. 그래서 학과 교수님께 찾

트레이너 삶에 밑줄 긋기

아가 진로에 대해서 상의를 했지만 별다른 소득이 없었다. 그렇게 대학 생활은 2002년 9월에 코스모스 졸업으로 끝이 났다.

졸업 이후에 처음 취업하게 된 곳은 보험 회사였다. 그 당시에 보험 쪽으로 취업하려고 원서를 써낸 대학생들이 상당히 많았다. 내가 원서를 낸 동양생명도 9:1의 경쟁률이었다. 아무튼, 체대를 졸업한 요건은 보험회사가 바라는 인재상과 잘 맞아떨어져서 취업이 잘 되었던 것 같다. 그렇게 한 달 동안 '보험설계사' 자격증을 취득하기 위해 회사로 출퇴근했다. 오전 9시부터 오후 6시 퇴근 시간까지 자격증 준비를 위한 시험공부를 했다. 예상문제를 달달 외우고 외우기를 반복한 끝에 드디어 자격증을 취득했다. 문제는 외운 곳에서 100% 다 나왔다. 설계사 시험에 합격한 사람들은 그 다음 날 회사 연수를 가게 되어 있었다. 하지만 나는 솔직히 보험에 대해서 자신이 없었다. 자꾸만 내가 가고자 하는 인생의 여정에서 빗나가는 느낌이 들었다. 연수원 가기 전날에 곰곰이 생각했다. "과연 이 길이 올바른 선택인가?"

그리고 결정했다. 담당 과장님께 전화를 걸었다.

"과장님, 죄송합니다. 내일 연수원 못 가겠습니다. 그동안 고마웠습니다."

한 달간의 시행착오를 거치고 전공을 살려 스포츠 센터 트레이너로 사회에 첫발을 디디게 되었다. 내가 들어간 곳은 오픈을 앞둔 센터였

트레이닝을 토닥토닥

기에 할 일들이 많았다. 전단을 돌리는 일부터 시작해서 로커 열쇠고리 만드는 일까지 손 가는 일이 너무 많았다. 그래도 29살에 처음 들어간 직장이기에 누구보다 열심히 일했다. 그러나 그곳도 6개월 일하고 그만두었다. 그때는 정말로 인생의 쓴맛을 제대로 겪게 되었다. 인생의 쓴맛이란 허황한 욕심에서 시작되었다.

어느 날 일하고 있는 센터에서 고등학교 선배를 우연히 만났다. 그 선배는 마침 홍대 쪽으로 스포츠 센터를 차릴 계획을 하고 있었다. 그런 상황에서 학교 후배를 만나서 나를 좋게 보고 스카우트 제의를 한 것이다. 사업 설명을 그럴듯하게 프레젠테이션하고는 홍대에 오픈할 장소까지 함께 보고 왔다. 사회 초년생인 나는 좋은 조건으로 함께 일하자는 제안을 뿌리칠 의지가 없었다. 그리곤 잘 다니던 센터를 주위 사람들의 만류에도 불구하고 그만두었다. 그 이후 학교 선배와 함께 사업 구상을 하면서 조금씩 센터 오픈을 준비하고 있었다. 그러나 중간에 일이 틀어지고 말았다. 사업 투자자인 선배의 어머니가 갑자기 스포츠 센터 사업을 접은 것이다. 투자를 한 푼도 받지 못하게 돼버린 것이다. 그 뒤로 보름 동안 계속 그 선배와 함께 백방으로 어머니를 설득해 보았지만, 뜻대로 되지 않았다. 졸지에 실업자가 된 나는 그 뒤로 선배와 결별하였다.

허황한 욕심이 낳은 성급한 결정으로 직장과 사람을 동시에 잃고 말았다. 가장 큰 타격은 사람에 대한 불신이 생긴 것이다. 사회에 첫발을 내디딘 그해는 가혹하리만치 고통스러웠다.

트레이너 삶에 밑줄 긋기

15년 전 피하고 싶었던 트레이너의 삶을 나는 현재에도 살고 있다. 그리고 트레이너를 꿈꾸는 지망생들을 위해서 운동처방에 관한 수업을 진행하고 있다. 수업 중간마다 직업에 대해서 고민했던 그때 그 시절을 회상하면서 기꺼이 이야기보따리를 꺼내 놓는다. 보험설계사가 되기 위해 준비했던 과정과 섣부른 이직에 대한 경험은 그 당시에는 피하고 싶었던 순간들이었지만, 현재 트레이너로서 롱런할 수 있게 만든 밑거름이 되었음을 확신한다.

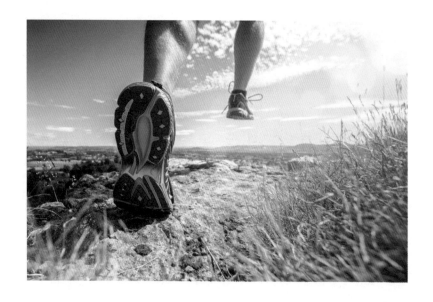

트레이닝을 토닥토닥

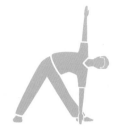

특별했던
트레이너 채용 시험

10년 전 현재 근무하고 있는 이곳_{호텔 신라 삼성레포츠센터}에서 퍼스널 트레이너를 모집한다는 채용 공고가 있었다. 그 전에는 트레이너로 서 센터를 운영하는 관리자 역할을 해 왔다. 내가 트레이너에서 프리 랜서인 퍼스널 트레이너로 전향한 이유는 능력에 맞는 대우를 받고 싶어서였다. 내가 근무했던 곳에서 많은 일을 했다. 회원관리를 비롯 하여 G.X 수업과 매년도 사업계획 발표 등 맡은 일이 많았다. 그러 나 일에 비해 내게 돌아오는 급여가 너무도 박봉이었다. 늘 밥벌이에 대한 부담감을 갖고 있던 나에게는 더 좋은 조건으로 일을 하고 싶은 갈망이 컸다.

다니고 있는 센터에는 하루 월차를 내고 도곡동에 위치한 반트_{호텔}

신라 소속로 향했다. 웅장하고 고급스러운 그곳 분위기에 가슴이 떨릴 정도로 엄청난 규모의 대형 스포츠 센터였다. 많은 사람들이 채용 공고를 보고 모여들었다. 모두 28명이었다. 서로를 경계하며 눈치만 보고 있었다. 먼저 두 시간 동안 필기시험이 있었다. 두 시간 내에 20문제에 해당하는 서술형 답안을 작성했다. 완전 단백질에 대해서 서술하라는 문제부터 근 수축의 원리를 묻는 문제와 당뇨 환자의 운동 프로그램을 2주짜리로 작성하라는 문제까지 다양하게 출제되었다. 그때 당시는 문제의 난이도가 어렵게 느껴졌다. 나는 20문제 중 1문제를 풀지 못했다. 나중에 확인한 결과 쓰지 못한 문제는 햄스트링을 구성하는 근육을 쓰라는 내용이었다. 햄스트링이라는 근육은 그저 뒷다리에 붙어 있는 근육이지 4가지 근육의 총칭인지 전혀 몰랐다.

필기시험이 끝나고 웨이트존으로 장소를 옮겼다. 실기 시험을 보기 위해서다. 그런데 실기 시험을 보는데 캠까지 동원되어 우리들의 동작 하나하나를 촬영했다.

처음 실기를 본 종목은 벤치 프레스였다. 실기 방법은 한 사람씩 돌아가면서 벤치 프레스 동작을 취했다. 그리고 나머지 응시자들은 자연스럽게 시범을 보인 응시자의 동작에 대해서 틀린 부분을 지적하는 것이었다. 나는 그 당시 아무 말도 못 했다. 왜냐하면 내가 보기에는 동작이 완벽했기 때문이다. 그런데 하나같이 응시자들은 잘못된 부분을 지적하였다. 그런데 더 당혹스러웠던 것은 '회전 근개가 어떻고 코어가 잡히지 않았고' 하는 생소한 영어 단어를 곁들여 설명하는 것이었다.

트레이닝을 토닥토닥

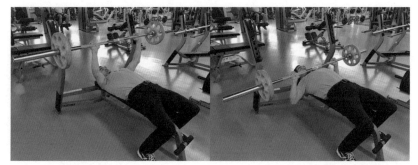

나는 너무 충격을 받았다. 동작을 분석할 줄 아는 능력이 전혀 없었다. 그저 회원들에게 동작만 가르쳐 주고 카운터만 셀 줄 아는 트레이너였다.

시험을 다 치르고 나오니 해가 뉘엿뉘엿 서산을 향해 지고 있었다. 합격에 대한 기대는 둘째였고 나는 큰 문화충격을 받았다. '우물 안 개구리'라는 말은 나를 보고 하는 말이었다. 시험을 보고 큰 다짐을 했다. "큰 판에서 놀아야겠다."

그렇게 이틀이 지났다. 그리고 한 통의 전화가 걸려왔다.

"김성운 씨 되시죠?"

"2차 시험에 합격했습니다."

"면접 보러 오세요."

나는 뒤통수를 맞은 듯 멍하니 서 있었다. 그리고 면접 보러 가겠다고 대답을 하고 전화를 끊었다. 영문을 몰랐다. 전혀 시험에 합격할 수 있는 점수가 아니었다. 실기시험에서 꿀 먹은 벙어리처럼 멍하니 서있기만 했기에 지금의 결과는 너무도 의외였다. 면접시험을 보기 위해서 대략 예상문제를 꼽아서 준비했다.

드디어 면접관이 들어왔다. 그런데 고작 한 명이었다. 그리고 그 한 명은 전에 실기시험을 볼 때 인상 깊게 남았던 권 마스터 트레이너라는 사람이었다.

심층 면접으로 총 열 번의 질문이 주어지는데 특이한 건 다섯 번은 내가 면접관에게 질문을 해야 했다. 질문을 통해 생각의 수준을 알수 있다나….

그 당시 기억나는 내용은 '이곳을 지원한 동기가 무엇인가?'에 대한 질문이다. 나는 그 질문에 축구를 비유하면서 대답을 했다.

"면접관님! 축구 좋아하세요? 전 지금 박지성과 같은 마음입니다. 하고 싶은 일을 위해 열심히 준비하였고 지금은 프리미어 리그에서 뛸 수 있는 절호의 기회가 찾아왔다고 생각했습니다. 그리고 이곳은 충분히 지금껏 준비해 온 실력을 발휘할 수 있는 곳이 될 것 같아서 지원하게 되었습니다."

바로 나는 면접관에게 질문을 했다. "제가 생각하기에 실기 시험을 제대로 못 봐서 떨어졌다고 생각했는데 2차 시험에 합격한 이유가 무엇입니까?"

면접관은 잠시 생각한 뒤 대답을 했다.

"자네의 필기 성적은 좋았네. 그런데 실기는 최하위 점수를 받았더군. 하지만 자네가 보낸 메일의 내용이 너무 인상 깊게 남아서 최종적으로 자네를 뽑게 되었다네!"

"다른 응시생들의 메일은 하나같이 잘 부탁한다는 형식적인 멘트였는데 자네는 진정성 있게 메일을 썼더군. 그래서 트레이너로서의 마인드가 좋아 보여서 자네를 선택하게 됐네!"

그 당시 나는 시험장에서 많은 것을 깨달았다. 정말 부족한 것이 너무 많았다. 그 메일은 스스로에 대한 다짐을 담은 각오와 같은 내용이었다.

"너무도 좋은 기회였습니다. 시험의 결과를 떠나 현재 저의 트레이닝 실력을 평가 받을 수 있었던 좋은 계기가 되었습니다. 부족한 것을 하나씩 채워 나갈 수 있도록 앞으로도 더욱 열심히 경험하겠으며 무엇보다도 절름발이 트레이닝으로 회원을 똑같은 절름발이로 만들지 않도록 노력하겠습니다."

"김성운 씨, 앞으로 잘해봅시다. 기대가 큽니다."

드디어 악수와 함께 2시간가량의 심층 면접이 다 끝났다. 나는 너무도 가슴 벅찼다. 퍼스널 트레이너의 삶이 시작된 것이다.

이렇게 해서 총 6시간 동안 채용시험을 치렀다. 깜짝 놀란 사실은 28명의 응시자 중 2명만 합격한 것이다. 14:1이라는 경쟁률을 내가 뚫다니….

트레이너 삶에 밑줄 긋기

03
고정 개런티보다
러닝 개런티

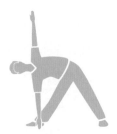

〈청춘 만화〉라는 영화를 찍은 배우 김하늘과 권상우는 개런티가 달랐다. 김하늘은 고정 개런티 1억 정도를 받았고 권상우는 흥행에 따라 받는 러닝 개런티를 선택했다. 결과는 영화가 대박 나서 권상우는 몇 배의 개런티를 받았다. 내가 받는 월급은 러닝 개런티와도 같다. 수업을 한 만큼 벌어간다. 그래서 매번 월급의 액수가 다르다. 그래도 직원으로서 받았던 금액보다 훨씬 대우가 좋았다. 그러나 처음엔 박봉의 생활을 버텨내야만 했다.

퍼스널 트레이너로 근무하면서 받은 첫 월급은 70만 원이었다. 처음 들어와 보름 동안 가드 근무를 서면서 회원들의 이름과 얼굴을 익히고 웨이트 기구도 사용해 보고 5시 30분 오픈 근무와 10시 마감 근무를 섰다. 보름 동안 일한 대가에 대한 수당은 지급이 안 됐다. 그 이후 보름 동안의 수업 세션 수를 계산하여 급여가 나왔다. 최저 임금보다 더 못한 월급이다. 그렇게 처음 시작한 수업은 다음 달엔 90만 원을 받았고 그 다음 달에 150만 원을 받더니 넉 달이 지나서야 300만 원을 받게 되었다. 그 당시 300만 원을 벌려면 한 달에 100세션을 해야 나올 수 있는 금액이었다. 1세션에 6만 원 중 6:4의 비율로 계산한 금액은 3만 원 정도이니까….

처음 몇 달은 '이 길을 잘못 선택했나?' 싶은 마음도 들었다. 첫 달 70만 원은 가정생활에 큰 위기였기 때문이다. 아무리 자신이 하고 싶고 꿈을 위한 일이라 하지만 밥벌이가 안 되면 철없는 짓이요, 부부 사이의 금이 가는 원인이 되는 것이다. 그러니 재화 생산과 함께 좋아하는 일을 하는 사람들은 세상에서 제일 부러운 자들이다.

퍼스널 트레이너는 프로의 세계다. 프로는 돈이 생명이다. 최고의 몸값을 받기 위해선 실력이 뛰어나야 한다. 퍼스널 트레이너 또한 실력에 따라 받는 급여가 달라진다. 내가 근무하고 있는 센터는 퍼스널 트레이너의 급수가 다 다르다. 그리고 급수에 따라 세션에 대한 금액도 다르게 책정된다. 트레이너들은 열심히 공부하고 실력을 쌓아서 더 높은 급수에서 트레이닝을 하고 싶어 한다. 좋은 제도다. 남들과 경쟁을 하는 것이 아닌 자신과의 싸움을 통해서 단계별로 성장을 이룰 수 있는 목표가 있다는 것이 흥미롭다. 나는 센터의 가장 높은 급수에 있다. 그동안 3급 시절 멋모르고 트레이닝 했던 회원들에게 미안한 마음이 든다.

나를 가르친 스승인 권 마스터가 늘 강조하는 말이 있다.

"진정한 프로의 마인드가 있다면, 그리고 프로이고자 노력한다면 시간이 지날수록 안정적이고 그 가치가 더한 직업이 퍼스널 트레이너이다."

진정한 프로페셔널 트레이너가 되기 위해 10년 동안 현장에서 배우고 느낀 내용들을 정리해 보았다.

첫째는 전문적인 지식이다. 하지만 이 지식이 하나의 업적스펙을 이루기 위한 지식이 되어서는 안 된다. 트레이닝에 필요한 실제적인 지식을 갖추도록 노력해야 한다.

둘째는 본인만이 체험한 기술이다. 즉 트레이닝의 스킬이다. 이것은 다른 사람과의 차이를 나타내며 본인의 강력한 무기가 될 수 있다. 예를 들면 중립과 무게중심 그리고 관절의 움직임 범위 정도ROM 및 근육의 수축원리를 적절하게 적용할 줄 알아야 한다. 이러한 기술을 본인의 것으로 만들면 그 어떤 상황에서도 위축되거나 당황하지 않는다.

셋째는 다양한 트레이닝의 경험이다. 『아웃 라이어』라는 책에서 하루에 3시간씩 10년을 한 직업에 종사한 사람시간으로 계산하면 일만 시간

트레이닝을 토닥토닥

을 일컬어 아웃 라이어라고 칭할 수 있다고 하는데 그러한 사람들 앞에 서면 무언가 모를 엄청난 힘을 느낄 수 있다. 일만 시간의 현장경험을 통해 얻은 아우라는 그 어떤 세미나에서도 터득할 수 없는 자신만의 특기가 된다.

마지막으로 노하우라고 말할 수 있는데 이것은 지금까지 살펴본 지식과 트레이닝의 기술 그리고 트레이닝의 경험을 체계적으로 이론화시킬 수 있는 능력을 말한다. 아무리 많은 지식을 갖고 있을지라도 다른 사람에게 표현되고 전달되지 않는 지식은 죽은 지식인 것처럼 자신의 노하우를 정립시켜야 한다.

네 가지 사항은 3급과 2급 그리고 1급을 나누는 지표로도 사용할 수 있다. 실제 3급 트레이너는 책에서 배운 내용을 전하기에 급급하다. 자신의 것으로 소화해 내지 못한다. 그러나 2급 트레이너는 많은 임상 경험을 통해서 자신만의 색깔을 갖는다. 그래서 한층 능숙한 트레이닝을 할 수 있다. 이 정도가 되면 전문적인 강의를 할 수 있을 정도가 된다.

나는 마스터 트레이너가 되어 먼 훗날 내가 가지고 있는 트레이닝 지식을 후학들에게 전수하고 싶다. 나는 올해로 마흔 넷이다. 퍼스널 트레이너로 근무하고 있는 선생들 중에서 나이가 제일 많다. 나이가 많아서 좋은 것은 트레이닝을 구렁이 담 넘어가듯 쉽게 가르칠 수 있는 노하우가 생긴다는 것이다. 그러나 새로운 지식들이 갱신되지 않아서 문제가 크다. 함께 일하는 퍼스널 트레이너들은 다양한 세미나를 통해서 유익한 프로그램을 도입하는 데 혈안이다. 그들의 열정이 부럽다. 정신 차려야겠다. 개인 운동도 열심히 해서 배에 쌓여있는 가슴 근육을 다시 끌어 올려야겠다.

매달 세션 수에 대한 걱정에서 자유롭지 못하지만 후회하지 않는다. 러닝 개런티의 짜릿함을 맛본 사람은 '못 먹어도 고'다.

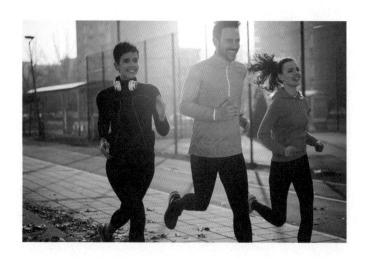

트레이닝을 토닥토닥

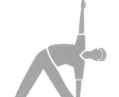

04

퍼스널 트레이너의
시간 활용

내가 근무하는 곳의 트레이너는 일의 업무상 두 분류로 구분된다. 하나는 관리자로서의 트레이너와 또 하나는 티칭으로서의 트레이너이다. 그중 내가 하는 업무는 티칭의 역할을 담당하고 있다. 이들을 퍼스널 트레이너라 부른다. 퍼스널 트레이너는 개인 사업자이다. 센터와 1:1로 계약을 맺는다. 내가 벌어들이는 수익의 일정 부분을 회사가 수익으로 가져간다. 따로 월급은 받지 않는다. 앞에서도 언급했듯이 한 달 동안 수업을 진행한 시간만큼 비율을 따져서 급여가 책정된다. 한마디로 말해서 100% 인센티브제이다. 물론 모든 센터의 퍼스널 트레이너가 이러한 급여 방식인 것은 아니다. 월급과 함께 수업에 대한 일정 금액을 받는 곳도 있다. 하지만 이렇게 되면 급여를 받는 만큼 센터에서 원하는 근무시간을 소화해야만 한다.

내 경우엔 급여를 받지 않기 때문에 근무를 별도로 하지 않아도 된다. 회원과의 수업시간 외에는 자유다. 그렇기 때문에 시간 활용에 유리한 면이 있다.

예전에 쓴 글이 있는데, 내용은 '거꾸로 흐르는 월요일'이라는 글이다. 보통 월요일이 되면 주어진 일을 하느라 분주하게 보내는 것이 보통이지만, 그와는 달리 나는 여유로운 월요일을 보낸 것에 대한 단상을 적은 것이다. 잠시 들여다보자면,

월요일 오전, 수업을 마치고 고속버스터미널 역에 위치한 서점과 영화관으로 직행했다. 요즘 관심을 두고 있는 부분이 전쟁사라서 아는 지인이 추천해준 책을 구입하러 서점에 들렀다. 책 이름은 『극단의 시대: 20세기의 역사』라는 책이다. 다소 사람들의 손길을 타지 않는 책 제목이라서 조금은 망설이게 되었다. 그래서 무작정 사지 말고 한번 훑어보고 사자는 생각에 머리말과 목차를 살펴보았다. 하지만 역시도 의심이 가는 내용이었다. 그러나 지인의 추천이 있었기에 무시할 수도 없는 처사였다. 고심 끝에 책을 구매했다. 거금 2만 원을 주고….

그리고 난 후 보고 싶었던 영화가 있어서 영화관으로 향했다. 다행히 그 영화의 상영시간이 20분 뒤라서 많이 기다리지 않고 볼 수 있게 되었다. 그 영화의 제목은 〈제보자〉다.

옛날 전 국민을 상대로 구라를 쳤던 줄기세포 논문 조작에 대한 PD 수첩 기자의 헌신을 다룬 내용이다. 나는 영화의 내용보다는 주인공이

트레이닝을 토닥토닥

누구인가를 확인하고 영화를 선택하는 경우가 대부분이다. 이 영화를 택하게 된 이유도 내가 좋아하는 '박해일'이 주인공 역을 맡았기 때문이다.

책과 영화는 내가 즐겨 찾는 여가 행위다. 나의 로망은 차 트렁크에 좋아하는 책을 한가득 싣고 한적한 곳에 가서 일주일 내내 그것도 하루 종일 책만 읽는 것이다. 옛날에도 세종대왕께서 집현전 학자들의 노고를 기리기 위해 '사가독서'라는 휴가를 내려 집에서 책을 읽을 수 있도록 했다던데 그 시절에 태어났다면 분명 나는 세종대왕과의 코드가 잘 맞았으리라….

책과 영화 그다음엔 커피 한 잔 마시는 것이야말로 진정한 여유의 산물이다.

쇼윈도 사이로 서로 다른 풍경을 볼 수가 있다. 빠름과 느림이 창문 사이를 두고 스냅 사진처럼 비쳐진다. 내가 있는 지금 이곳에서는 음악은 흐르지만 시간은 멈춘 작은 안식처를 제공해 준다.

남들과 다른 시작으로 한 주를 여는 기분이 여유롭고 좋다. 퍼스널 트레이너라는 직업이 가지는 특권 중의 하나다. 거꾸로 흐르는 월요일이 긴장을 완화시켜주고 일의 능률을 더욱 높여 주는 플러스 효과가 있음을 새삼 느낀다.

위와 같이 시간적 여유로움에 대한 좋은 면도 있지만, 때론 시간이 펑크 나는 경우도 있다. '시간이 펑크 난다'는 말은 회원과 예약된 시간에 갑작스런 일이 생겨서 수업을 진행하지 못할 때를 말한다. 그럴

트레이너 삶에 밑줄 긋기

때는 다소 아쉬운 마음이 들지만 마음을 전환하기 위해서 스스로에게 보상을 주어야 한다. 어느 때는 수업이 펑크가 나서 시간 활용을 위해서 카페에 들르기도 했다.

또 어떤 상황의 내용은 이렇다. 7시 반 수업을 하려다 한 통의 문자 메시지를 받았다.

"선생님! 제가 오늘 새벽에 일어나는데 생리통이 심해져서 운동을 못 가겠습니다."

이럴 때 나는 어떻게 해야 하나? 일단 답장을 보냈다. 당연히 "그래도 오셔야 합니다."라는 문자는 보내지 않았다. 생리 현상 때문인 것을 매정하게 당일 취소처리하기엔 참 꺼림칙했다. 그래서 먼저 오늘 수업을 한 것으로 전산 처리하고 다음에 보충 수업을 해 주는 것으로 결론을 내렸다.

나는 오늘 7시 반 첫 수업을 하려고 새벽 4시 반에 일어나 새벽 공기를 가르며 출근했다. 샤워를 하고 머리 세팅을 다 마치고 마무리로 은은한 향수까지 뿌렸다. 그리고 식당에 내려가 아침 식사를 하고 잠을 깨우기 위해 진한 커피 한 잔을 마셨다. 그런데 7시 15분경에 취소 문자가 온 것이다. 그리고 다음 수업은 오전 10시. 갑자기 붕 떠버린 시간에 무얼 해야 하나?

실은 이러한 경우는 자주 일어난다. 회원의 급작스런 취소 문자가 오면 무엇을 해야 할지 당혹스럽기까지 한다. 예전엔 직장 동료들과 당구를 쳤다. 그러나 당구의 승부욕으로 인해 서로 간의 불화가 조금씩 생겨서 그 이후로 당구를 끊었다. 그리고 시작한 것이 책 읽기였다. 그리고 지금은 글쓰기에 더 많은 시간을 할애하고 있다. 현재는 자투리 시간들을 모아서 칼럼을 쓰고 있는 중이다.

　퍼스널 트레이너는 시간 활용을 잘해야 한다. 다음 수업을 위해서 아무것도 안 하고 쉬는 것도 또 하나의 방법이겠지만, 조금만 마음을 들여 자신만의 제3의 공간제1의 공간은 집, 2의 공간은 직장을 확보하여 생산적인 일을 해보면 어떨까 하는 생각을 해본다.

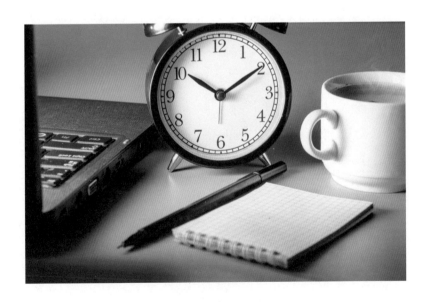

트레이너 삶에 밑줄 긋기

05
트레이너가
나아가야 할 방향

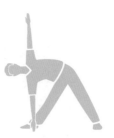

　수업시간에 운동 동작을 지도하다 다친 왼쪽 무릎 인대에 이상이
생겼다. 전방십자인대 파열이 예상된다. 처음엔 대수롭지 않게 생각
하고 하루를 보냈다. 그런데 무릎 주변에 부종이 생기면서 걸을 때
'덜거덕' 하면서 소리가 났다. 통증도 무릎 뒤쪽에서 묵직하게 느껴진다.
상황이 좋지 않은 것을 예감하고 전공 수업을 들으러 가는 곳의 선생
님께 무릎 상태를 점검 받았다. 무릎에 있는 십자인대 파열을 알아보
는 테스트를 한 결과 선생님이 한마디 하신다.

　"전방 십자인대 작살났는데요!"

　역시 불안한 예감이 적중했다. 나는 인터넷 검색창에서 '전방십자
인대 파열 시 나타나는 증상'에 대한 검색어를 쳤다. '점프 시 내려오

면서 '딱' 하고 파열음이 나고 통증과 함께 부종이 생기며 걸을 때 흔들거리는 느낌이 오면 파열을 의심할 수 있다.'

"이런 제길, 완전 다 맞잖아!"

나는 완전 파열이 아니기를 바라며 일단 할 수 있는 모든 조치를 취했다. 밤새 냉찜질을 하였고 활동 시 압박 붕대를 하여 최대한 움직임이 없도록 고정했다. 그래서 그런지 걸을 때 통증도 많이 없어지고 무릎이 흔들리는 증상도 줄었다.

병원을 가야 하겠지만 아직 버틸 만하다는 '야매 처방'을 내리고 무릎의 호전 상태를 지켜보면서 병원은 가지 않았다.

실은 내겐 병원을 가지 못하는 이유가 있다. 만약 병원에서 전방십자인대 파열이 의심된다고 하면 며칠을 거쳐 MRI를 찍어야 하고 수술 판정이 나오면 3개월에서 6개월은 집에서 침상안전을 유지해야 한다. 그러면 한 집안의 가장으로서 밥벌이를 하지 못하게 되니 가정의 생계는 당연히 흔들리게 된다. 한 달 벌어 근근이 사는 '한 달 살이' 인생에게는 수술은 치명적인 상황이 된다. 예전에 축구를 하다가 발목 인대가 늘어나 '반 깁스'를 한 적이 있었다. 그때는 대략 이틀 정도만 쉬고 통증을 참고 수업을 했다. 그 이후로 아내는 내게 축구 금지령을 내렸다.

나는 아프지도 못하는 인생이다. 결혼과 아이를 낳은 동시에 내 몸은 더 이상 혼자의 것이 아닌 것이다.

트레이너 삶에 밑줄 긋기

몸으로 밥벌어 먹는 직업에 종사하는 트레이너의 삶은 정말 다치면 대책이 없다. 그것도 프리랜서로 일하게 된다면 더욱 그렇다. 같이 근무했던 트레이너가 한 말이 생각이 났다.

"정말 우리는 아프면 끝인 것 같아요. 그래서 하루 빨리 '파이프라인'을 구축하는 것이 필요할 것 같아요."

하루 종일 항아리로 물을 퍼 나르다가가 관절이 다 망가져 병원 신세를 지기보다는 수도꼭지를 연결하고 물이 있는 곳까지 파이프를 연결하는 작업에 몰두해야 나중엔 힘들이지 않고 먹고 살 수가 있는 것이다.

『자유로 가는 인생』 장영 지음이라는 책에서는 직업에 대한 사분면을 말하면서 궁극적으로 가야 할 길을 사업가로 제시하고 있다. 책의 내용을 들여다보자면,

직업의 사분면이라는 파트가 있다. 첫 번째는 봉급생활자Employee이고 두 번째는 자영업자Self-employed이다. 그리고 세 번째는 사업가Business owner이고 마지막으로 투자가 혹은 전문직Investor으로 구분하고 있다. 봉급생활자나 자영업자는 자신이 아프거나 일을 하지 못할 경우가 생겼을 경우는 수입을 기대할 수 없다. 하지만 사업가나 투자가는 똑똑한 피고용인을 찾아 그들에게 업무를 시키고 월급을 주며, 기업에서 올린 이익을 대가로 가져간다. 그리고 이 분면은 기업의 시스템이 안정적

트레이닝을 토닥토닥

트레이닝의 경험이 어느 정도 쌓이게 되면 '퍼스널 트레이닝 스튜디오'를 차려서 독립하는 사례가 많아진다. 함께 근무했던 몇몇 동료들도 혼자 아니면 동업의 방식으로 퍼스널 트레이닝 스튜디오를 운영하고 있다. 퍼스널 트레이닝 스튜디오는 기존 스포츠 센터나 헬스장보다는 규모가 작다. 운영방식은 회원이 혼자 운동하기 위해 등록하는 시스템이 아닌 오로지 개인 강습으로 진행된다.

소속된 프리랜서에서 개인 사업자로 바뀌어서 대표직을 얻은 것 외에는 달리 나아진 것이 없다. 이 또한 자신이 직접 몸을 움직여야만 수입을 올릴 수 있는 자영업자에 속한다. 하지만 자영업자라도 소속된 프리랜서보다는 일을 대하는 자세에서 많은 차이가 생긴다. 자신이 노력한 만큼 100% 수입을 얻을 수 있다는 기대이다.

직업에 있어서의 나의 일차적 목표는 개인 스튜디오를 운영하는 것이다. 그리고 사업을 확장하여 아카데미를 만들어 교육에 집중하는 것이 최종 목표다. 교육을 통하여 인재들을 발굴하고 그들이 현장에 투입되어 훌륭한 트레이너가 될 수 있도록 돕는 일을 하고 싶다. 미래의 사업명도 벌써 만들어 놓았다. '피트니스 큐레이터 아카데미'이다. 전인적 인재 양성을 위한 학원을 운영하는 곳이다. 트레이닝의 기술은 물론이요, 사람을 사랑하는 마음을 심어줄 수 있는 교육을 함께

하고 싶다. 그래서 교육 커리큘럼에는 인문학 강의를 개설하여 사람의 마음을 읽을 수 있는 교육을 공부시키고 싶다. 회원과 퍼스널 수업을 하면서 느끼는 바이지만 가장 중요한 것은 서로의 교감이라 생각한다. 그것은 사람을 편하게 할 수 있는 능력이고, 회원을 위하는 태도가 바로 서 있는 것이다. 그런 다음에야 전문적 기술들이 잘 통하는 것이다. 이것이 바로 인공지능인 알파고도 할 수 없는 감정적인 영역이다.

직업의 사분면에서 사업가나 투자자가 되어 내 몸을 굴리지 않아도 수입이 차곡차곡 쌓이면 너무 좋겠지만, 학원 운영을 통해 교육의 틀을 구축해 놓는다면 육체의 불편함으로 인해 고민하는 경우는 일어나지 않을 것 같다.

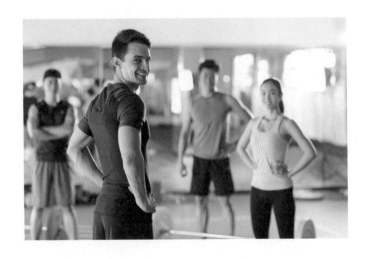

트레이닝을 토닥토닥

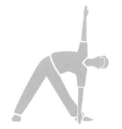

잘나가는
트레이너의 의미

김훈 작가는 매일 원고지 5매를 쓰는 것을 목표로 연필을 잡는다고 한다. 하지만 5매를 채우지 못할 때가 많다고 고백한다. 이처럼 매일 매일 문장을 만든다는 건 엄청난 지식 노동이라 말할 수 있겠다. 필부인 내게도 하루에 한 줄을 쓰기 위한 지난한 시간들은 힘겹기만 하다. 그러나 힘겹지만 그 이면에 숨겨 있는 황홀감이 4년간의 힘든 시간을 이겨내는 원천이 되고 있다.

나는 글쓰기에 대한 교육을 받지 않았다. 여기서 말하는 글쓰기란 원론적인 부분을 말한다. 즉 주어와 동사, 체언이 어떻고 띄어쓰기는 언제 해야 하는지 등의 바른 문장에 대한 공부는 따로 배우지 못했다.

그래서 가끔씩 전공자인 아내가 내 글을 보게 되면 하염없이 초라해진다. 아내가 휘몰고 간 수정 펜으로 덧칠된 내 글은 더 이상 문장이 아니다. 비문非文이 돼버린다. 그 이후엔 왠지 글쓰기가 싫어진다. 자격지심인지 나는 이내 화를 낸다.

"냅둬, 내 맘대로 쓸 거야!"

말은 이렇게 하지만 아내의 평가에 대해서 나는 하루 종일 의기소침해한다. 글쓰기에 대한 회의감과 함께…. 그런데 이러한 생각은 나만이 느끼는 것이 아니란 걸 발견했다.

『나는 아직, 어른이 되려면 멀었다』의 작가 강세형 씨는 라디오 작가로 활동하고 있는데 간혹 좋은 시나리오를 접하고 나면 자신이 하염없이 초라해진다는 것이다. 그 내용을 잠깐 소개하면,

> 며칠 전 영화를 한 편 봤다. 영화를 보는 내내 속이 울렁거렸다.
> 흠잡을 데 없이 훌륭한 영화를 만났다는 것은 기분 좋은 일임과 동시에 조금은 슬픈 일이었다. 집에 가는 길 친구에게 전화를 걸었다.
> "그런 좋은 영화를 만드는 사람도 세상엔 이미 많은데 나는 그냥, 지금 하는 일이나 열심히 해야 할까 봐."
> 그때 친구는 이렇게 말했다.
> "네가 시나리오를 쓰고 싶어 하는 건 그 사람보다 더 잘하고 싶어서는 아니잖니?"
> 그러게 말이다. 내가 시나리오를 쓰고 싶어 하는 건 누구보다도 더 잘

쓰고 싶어서가 아니라 그냥 내가 하고 싶기 때문인 건데 나는 종종 그
걸 잊는다. 나보다 백 배는 더 잘 쓰는 친구들, 나보다 백 배는 더 좋은
영화들을 만들어내는 사람들. 세상엔 그런 사람들도 있는 거고 나도
있는 건데 나는 종종 그걸 잊는다.

작가의 솔직한 고백이 처진 내 어깨 위에 힘을 실어 주었다. 지금껏
내가 글을 쓴 이유는 남보다 더 잘하고 싶은 것이 아닌 그냥 내가 하
고 싶기 때문이었다는 것을 잠시 잊고 있었다. 그래서 나는 결심한다.
글쓰기에 대한 자타의 검열은 사양한다고….

그런데 이러한 비교 의식은 비단 글쓰기에만 있는 것이 아니다. 내
본업인 트레이닝의 환경으로 끌고 들어가면 생각이 더욱 복잡해진다.
어느덧 트레이닝의 시장은 몸집이 커져서 트레이너라는 직업에 대
해서 모르는 사람이 없을 정도가 되었다. 또한 많은 계층에서 트레이
너가 되고자 준비하는 모습까지 볼 수 있다. 이러한 무한 확장의 시
대에 언제나 소위 말하는 '잘나가는 트레이너'와 '그저 그런 트레이너'
그리고 '형편없는 트레이너'로 자리매김되고 있다. 이러한 평가는 분
명 자신이 내리는 것이 아닌 타인의 의견이 지배적이다. 그래도 다수
의 의견은 무시 못 할 평균값이기에 이러한 옥석을 가리는 기준에서
누구도 예외적일 순 없을 것이다. 하지만 트레이닝의 업계에선 잘나
가는 트레이너가 곧 유능한 트레이너는 아닌 것이다. 영화를 보고 나
면 별의 개수로 평을 내리곤 한다. 그리고 그 평은 관객이 주는 별과

트레이너 삶에 밑줄 긋기

전문가기자, 평론가가 내리는 별의 개수로 나눠진다. 그런데 정말 잘 만든 영화는 관객과 전문가가 평가한 별의 개수가 거의 동일하다.

그런데 '피트니스 트레이닝'에서 '잘나가는 트레이너'는 전문가가 보는 시각과 고객이나 네티즌들이 보는 관점에서 다소 차이가 있다. 즉, 화려한 조명을 받으며 유명인을 트레이닝 하고 있는 트레이너를 유능한 트레이너로 생각하고 있는 대중들의 추세가 그것이다.

모든 트레이너가 다 그런 건 아니지만 '잘나가는 트레이너'들에 대해 전문가가 내리는 평점은 별 한두 개에 머물 정도로 내실은 형편없는 경우가 대부분이다.

그렇다면 전문가에게서 별 4개 이상을 받기 위해서 필요한 것은 무엇일까? 이러한 질문에 다양한 답변이 있겠으나 내가 생각하는 답은 관점이라 말할 수 있겠다. 즉 자신의 생각이 들어가야 한다는 것이다. 프로그램을 구성할 때 "왜 이 동작을 선택했고, 이 동작을 통해서 얻게 되는 고객의 결과는 무엇일까?"를 생각하면서 심각한 고민을 해야 한다. 자칫 잘못하다가는 무심코 채택한 동작으로 인해 더욱 고객의 몸을 망칠 수 있기 때문이다.

침대만이 과학이 아니다. 트레이닝 또한 과학이다. 그래서 '스포츠 과학'이라는 말이 나왔다. 체육과학 연구원에서 선수들의 경기력 향상을 위해 과학적 분석을 하는 그것만이 과학이 아니라 고객의 동작

트레이닝을 토닥토닥

하나하나를 시진視診으로 파악하고 기록하여 치열하게 고민한 결과물 또한 나름의 과학인 것이다. 고로 이러한 트레이너야말로 전문가와 고객이 인정하는 별 4개 반 이상의 '잘나가는 트레이너'가 아닌가 싶다.

위에서 언급한 작가의 말을 이렇게 고쳐보고 싶다.

"나보다 100배는 더 잘하는 트레이너, 나보다 100배는 더 좋은 트레이닝을 하는 트레이너. 세상엔 그런 트레이너들도 있는 거고 나도 있는 건데 나는 종종 그걸 잊는다."

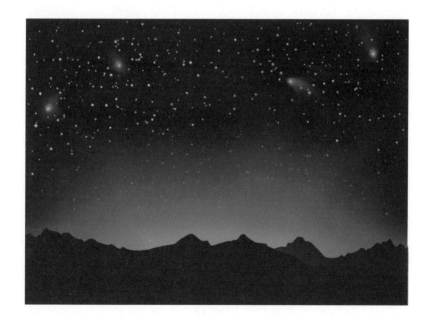

트레이너 삶에 밑줄 긋기

07
공신력 있는
트레이너

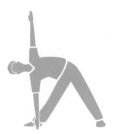

    스포츠 센터에서 근무를 하려면 스포츠지도사 2급구 생활체육지도자 3급 자격증을 반드시 취득해야 된다. 이 자격증은 국가 공인 자격증이므로 나중에 법적인 소송 문제가 생기면 이 자격증이 반드시 필요하다.

    '체육 전문학교'에서 교수로 수업을 한 적이 있었다. 대상은 체육 전공자 및 일반인들이고 강의 내용은 생체 3급 대비를 위한 필기와 실기를 가르치는 내용이었다. 결과적으로 내게 수업을 들은 수강생들은 전원 합격을 했다.

    나도 이들과 같이 생활체육지도자 3급 자격증을 취득하기 위해 열심히 준비했던 적이 있다. 그 당시 자격증을 준비하면서 있었던 웃지 못할 이야기를 해보려 한다.

14년 전 내가 자격증을 취득할 당시에는 생체 3급을 준비하는 사람들을 위한 전문 기관이 거의 전무했던 때라 혼자서 필기와 실기를 준비했다. 주변에 자격증을 취득한 경험자들의 조언을 귀담아듣고 노트에 빼곡히 예상 문제를 정리해 가며 공부를 했다. 시험날짜가 임박해서 보디빌딩 정규 포즈 동영상을 보면서 자세를 취하다가 시험 당일에 복장은 어떻게 입어야 하는지 궁금해서 같이 근무하는 생체 3급 자격증이 있는 선생에게 물어보았다.

"저는 용인대에서 시험을 봤는데 삼각팬티에 상의탈의 했어요."

나는 그 말을 진리요, 생명으로 알고 시험 당일에 볼 삼각팬티를 구하려고 알아보았다. 그런데 문득 '수영 선생에게 사각 수영복을 빌려 입으면 되겠다' 싶은 생각이 들어 검은색 수영복을 빌렸다.

드디어 시험날이 찾아왔다. 나는 시합을 앞둔 파이터의 비장함으로 시험장인 서울대 안에 있는 웨이트장으로 들어갔다. 많은 사람들이 모여 있었다. 하나같이 그들도 나와 같이 파이터의 얼굴 표정을 짓고 있었다. 드디어 시험이 시작되었다. 아뿔싸, 그런데 시험을 보러 들어가는 수험생들의 복장이 내가 생각하고 있었던 그런 콘셉트가 아니었다. 반팔 나시에 짧은 반바지를 입고 운동화를 신고 입장을 하는 것이었다. 당혹스러웠다. 내 가방엔 단지 사각 수영복뿐이었다.

매사에 튀는 걸 좋아하지 않는 나로선 매우 난처한 상황이었다. 다

트레이너 삶에 밑줄 긋기

른 사람에게 옷을 빌리려고 해도 성격상 낯선 사람에게 말을 못 걸기에 발만 동동 구르고 있었다. 내 순번이 다가올수록 심장이 콩닥콩닥 뛰었다. 만반의 준비를 했는데 복장이 난처해서 자신감을 잃었다. 내 차례가 왔다. 나는 탈의실에서 사각 수영복을 갈아입고 수줍은 표정으로 시험장으로 들어갔다. 상의 탈의에 신발은 하얀색 농구화를 신은 채로….

두 명씩 들어갔다. 내가 시험 볼 때는 칸막이는 없었다. 그래서 곁눈질로 옆 사람의 모습을 볼 수가 있었다. '정규포즈 3번'이라는 구호가 떨어졌다. 그런데 갑자기 생각이 나지 않았다. 나는 슬쩍 옆 사람의 포즈를 쳐다보고 동작이 생각나서 한 박자 늦게 자세를 취했다. 그런 식으로 한 번 더 포즈를 취하고는 바벨과 덤벨이 있는 곳으로 이동해서 "벤트 오버 로우 동작을 해 보세요."라는 지시에 맞춰 연습했던 대로 정확한 동작과 호흡법으로 시범을 보였다. 그런데 시험관은 나의 복장이 너무 우스꽝스러운지 연신 입가에 실웃음을 지었다. 실기 시험이 끝나고 곧바로 세 명의 시험관 앞에 서서 구술시험을 기다렸다. 시험관이 물었다.

"근육의 종류에 대해서 설명해보세요."

나는 순간 당황했다. 입고 있는 복장에 대한 쪽팔림과 함께 질문의 의도가 아리송했다. 속으로 '그 많은 근육을 어떻게 다 말하지?'하고 망설이다가 큰 근육만 말해야겠다고 생각하고 "대흉근, 광배근, 둔

트레이닝을 토닥토닥

근, 대퇴사두근이 있습니다."라고 답변했다. 시험관은 어처구니없다는 표정을 지으며 이내 정확한 답을 말해 주었다.

"근육의 종류를 말할 때는 크게 세 종류로 분류 할 수 있다. 심장근, 내장근 그리고 골격근."

시험을 다 치르고 나와서 내 자신이 너무 한심했다. 열심히 준비했는데 제대로 시험을 보지 못해서 너무 상심이 컸다. 그리고 다시는 사각 수영복에 상의 탈의는 하지 않겠노라고 굳게 다짐했다.

더 웃긴 것은 내가 재수해서 다시 생체 3급 시험을 보러 갔을 때 친구로 보이는 수험생들의 대화를 우연찮게 듣게 되었다는 것이다.

"야! 작년에 졸라 골 때린 놈 봤다. 사각 수영복 입고 상의 탈의에 하얀색 농구화 신고 들어간 놈이 있었어. 졸라 웃기지?"

그해에 나는 합격했다. 매번 강의 시간에 생체를 준비하는 수강생들에게 사각 수영복에 얽힌 이야기를 하곤 한다. 그러면 한바탕 웃음이 떠나지 않는다. 시험에 대한 막연한 두려움을 잊어버린 얼굴을 한 채로 말이다.

공신력 있는 자격증을 갖는 것은 매우 중요하다. 앞에서도 말했듯이 법적 소송에 연루되면 제일 먼저 변호사가 요구하는 건 국가 자격증이다. 사단법인에서 취득한 자격증은 법적 효용이 그다지 크지 않다. 확실한 공신력 있는 자격증을 원한다. 또한 호텔급 스포츠 센터에서

트레이너 삶에 밑줄 긋기

근무를 하려면 반드시 공신력 있는 자격증이 필요하다. 스포츠지도사 2급구 생활체육지도자 3급 자격증을 갖고 있지 않다면 제아무리 석박사를 졸업했다고 해도 취업할 수가 없다.

공신력 있는 자격증은 트레이너로 성장하기 위해서 반드시 갖추고 있어야 할 필수 사항이다.

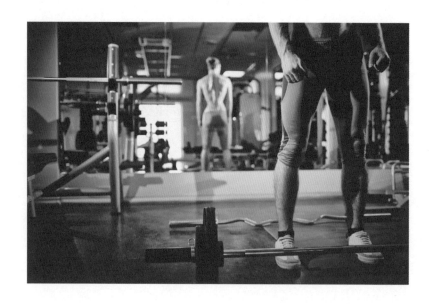

트레이닝을 토닥토닥

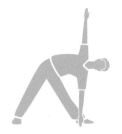

08
트레이닝에
색깔 입히기

1월은 새로운 마음으로 운동 계획을 1순위에 두는 시기라 스포츠 센터에서는 성수기로 불린다. 비수기라 불리는 5월과 9월에는 개인 PT퍼스널 트레이닝를 받으려는 회원도 많이 줄어든다. 1월처럼 트레이닝 수업이 많을 땐 힘들어도 보람을 느끼지만 비수기에 수업이 없을 땐 생계가 불안해서 걱정된다. 롤러코스터를 타는 것처럼 높낮이의 기복이 심한 직업이다.

퍼스널 트레이너는 각자가 가지고 있는 트레이닝의 색깔이 있다. 내가 근무하고 있는 곳의 퍼스널 트레이너들도 수업을 이끌어 나가는 데 있어서 각양각색이다.

트레이너 삶에 밑줄 긋기

어떤 트레이너는 이론에 자신이 있어서 전문용어를 섞어 가면서 회원을 지도한다. 특히나 전문직에 종사하는 회원들을 수업할 때는 더욱 진면목이 도드라진다. 하지만 이론에 강하다 보니 실기적인 부분은 부족한 면이 있다. 이런 경우들은 대부분 공부를 많이 한 엘리트들이다. 현장 경험보다는 책에서 공부한 이론을 토대로 수업을 이끌어 간다. 하지만 이러한 부류들은 시간이 지나면 엄청난 실력자가 될 수 있다. 이론이 뒷받침된 실기는 가공할 만한 아우라를 지니게 된다.

그에 반해서 이론보다는 실기에 두각을 나타내는 트레이너가 있다. 이러한 부류는 대부분 현장에서 오랜 경험을 가진 경우다. 산전, 수전, 공중전 그리고 우주전까지 다 겪은 철학이 있는 트레이너이다.

그리고 이론과 실기를 적당히 알고 있는 트레이너가 있다. 그들은 스스로 트레이닝하고 있는 방법들에 대해서 자신이 없고 내세울 만한 스페셜 테크닉도 없다. 그래서 늘 다른 사람들의 트레이닝을 곁눈질해 그때그때 모방하면서 자신의 것으로 약간 변화를 줘 트레이닝에 적용한다.

나는 이 부류 중에 어디에 속하고 있는가? 임상적 경험으로 친다면 10년 동안 대략 300명을 트레이닝 했고 학교 수업과 기타 세미나를 합치면 박사 학위 정도의 공부를 했다. 그러면 이론과 실기에 모두 강점이 있는 트레이너의 부류에 속해야만 한다. 그러나 개인적으로 이론과 실기가 여전히 부족하다. 여전히 트레이닝에 대한 자신감이 없다.

"그 이유가 무엇일까?"라고 생각해 보면서 한 가지 떠오르는 이유가 뇌리를 스친다. 그것은 단지 이 일을 생계를 유지하기 위한 수단으로만 생각하고 일의 즐거움과 일을 통한 자아실현에 대한 의미로는 전혀 생각하지 않았던 것 같다. 그저 체육학과를 나와서 취업할 곳이 스포츠 센터에서 트레이너로 근무하는 것이 쉬웠고 돈을 벌기 위해서는 졸업장과 자격증이 있으면 더 좋은 대우로 근무를 할 수 있겠다는 마음이 더 컸던 것 같다. 행복의 비밀이 '좋아하는 것을 하기보다는 해야 하는 일을 좋아하는 것이다'라는 말이 있지만 현재 내가 해야 하는 퍼스널 트레이너의 삶은 좋아하고 싶지가 않다. 지친 것이다.

많은 시간이 지났어도 지금껏 경험하고 공부했던 이 일을 그만둬도 나는 아깝지 않다. 지금까지 이 일을 하면서 한 번도 마음 편한 날이 없었다. 이런 나를 두고 하는 말이 '생계형 트레이너'다.

나는 올해로 마흔넷이다. 언제까지 현장에서 퍼스널 트레이너로 일을 할지는 잘 모르겠다. 박수칠 때 떠나고 싶은데 앞길이 막막해서 조금 더 버텨야 한다. 그렇다면 다시금 용기백배하여 수업 준비를 철저히 하는 수밖에 없다. 가장 불쌍한 회원이 절름발이 트레이너에게 절름발이 트레이닝을 받는 것이다. 그러면 그 회원은 나중엔 절름발이가 돼버린다.

다시금 회원의 프로파일을 작성하여 구체적이면서 측정 가능하고,

관련성 있으면서 도달 가능성 있고 마지막으로 정해진 시간 안에서 트레이닝 목표를 이룰 수 있도록 계획을 설정해야겠다. 나의 스승이었던 권 마스터가 항상 입이 닳도록 말했던 전문성을 갖추기 위한 방법론을 다시금 숙고해 본다.

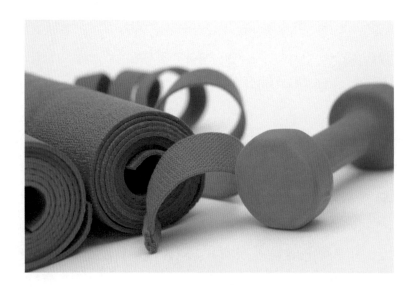

트레이닝을 토닥토닥

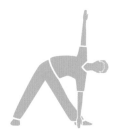

09

감동을 주는
트레이너

올해로 트레이너로서 일한 지 15년 차다. 스물아홉 살에 처음 시작한 이래로 마흔네 살이 되기까지 스포츠 센터에서 트레이너로 근무하고 있다. 처음 5년은 직원트레이너으로서 일을 했고 10년은 프리랜서인 퍼스널 트레이너로서 종사하고 있다. 내가 프리랜서를 선언한 이유는 딱 두 가지다. 하나는 능력에 맞는 대우를 받고 싶었고 다른 하나는 시간 관리를 잘하여 생산적인 삶을 살고 싶어서였다.

시작부터 이야기하자면 대학을 졸업하고 신림동에 위치한 대형 스포츠 센터에 취직을 했던 것부터다. 그 당시 가지고 있었던 자격증은 사단법인에서 제공하는 '건강관리사' 외에 국가 자격증생활체육지도자은 없는 상태였다. 트레이너라는 직업 명칭이 너무도 낯설었다. 그야 말로 사회 초년생으로서 모든 것이 생소했던 시절이었다. 그 당시 한 달 월급이 120만 원4대 보험 포함이었다. 타 회사의 대학생 초봉이 180 만 원 정도였으니 대우가 낮은 편이었다. 하지만 아랑곳하지 않고 트레이너가 되기 위한 자격을 위해 현장 경험과 필요한 공부를 하는 데 각고의 노력을 쏟았다. 트레이닝의 지식을 얻고자 신문과 잡지 그리고 전공서적을 가리지 않고 닥치는 대로 섭렵했다. 그리고 전철에서 새로운 운동 방법 및 스트레칭 동작 등을 스크랩한 수첩을 틈틈이 이동 중에 꺼내보곤 했다.

1년 365일 내내 트레이닝에 대한 생각만 했다. 그리고 근무시간이 끝나면 책을 통해 익혔던 운동 동작을 몸으로 터득하기 위하여 하루 3시간씩 스트레칭과 웨이트 트레이닝을 했다. 또한 독학으로 익힌 스트레칭 동작들을 편집하여 그룹 수업을 맡아서 하기도 했다. 힘든 나날이었지만 혼자의 힘으로 재화를 생산해낸다는 뿌듯함과 동시에 혼자 연구하고 공부한 동작들을 가지고 수업을 진행해 나간다는 것이 재미있고 보람을 느껴 참을 만했다.

학부에서 배운 공부는 정말 날림이었다는 것을 깨닫고는 독학으로 하나씩 트레이닝에 관련된 서적을 읽고 또 읽었다. 그렇게 어느 정도 공부를 하자 웨이트 트레이닝에 대한 이론과 실기에 관한 책 외엔 더 이상 진전이 없었다. 어느 날인가 '운동을 하다가 손상을 입었을 때는

트레이닝을 토닥토닥

어떻게 대처해야 할 것인가?'라는 의문을 갖게 되었고, 무턱대고 재활에 관련된 공부를 해야겠다는 생각을 했다.

그렇게 마음먹고 국민대학교 '운동처방 및 재활학과' 대학원에 입학했다. 대학원 생활은 새로운 세계를 접할 수 있었던 계기가 되었다. 많은 사람을 만났고 다양한 학문을 공부하고 토론을 했다. 그리고 내이름으로 생애 처음으로 논문을 쓰게 되었다.

대학원을 졸업하고 나서 바로 생활체육지도자 1급운동처방과정에 응시했다. 그 당시 생체 1급 자격증을 받기 위해서는 체육학 석사 졸업이 있어야만 가능했다. 드디어 재수를 하고 생체 1급 자격증을 취득했다. 대학교 입학 이래로 느꼈던 짜릿한 성취감을 맛봤다. 그렇게해서 나는 트레이너로서의 면모를 하나씩 갖춰 나가게 되었다.

앞에서 소개했듯이 나는 현재 퍼스널 트레이너다. 나를 가르쳤던 권 선생님께서 퍼스널 트레이너가 무슨 일을 하는지에 대한 명확한 정

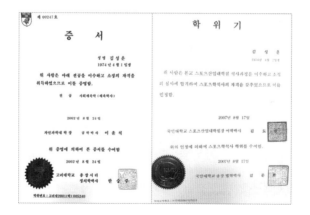

트레이너 삶에 밑줄 긋기

의를 내렸다. 나는 이 내용을 늘 마음속에 새기며 트레이닝에 임한다.

'회원의 생활습관 즉 식습관, 운동습관, 자세 등 신체와 정신에 자극을 줄 수 있는 요인을 분석합니다. 분석한 자료를 바탕으로 회원의 선호도를 고려하여 효과적인 운동 프로그램을 디자인하여 안전하고 재미있게 피트니스 목표를 달성할 수 있도록 트레이닝 합니다. 더 나아가 건강한 생활습관을 유지할 수 있도록 도와줍니다.'

나는 '숀리'와 같은 유명한 트레이너가 아니다. 그리고 추호도 '숀리'와 같이 유명세를 타고 싶지도 않다. 유명하게 되는 순간부터 트레이너로서의 삶이 고되기 때문이다. 하루하루가 너무 바쁘다 보면 삶을 누릴 시간이 없어진다. 그렇게 하루하루가 지나가다 보면 어느덧 불행이 엄습하게 된다. 불행의 시작은 내 삶이 없어질 때부터 찾아온다.

트레이너는 가늘고 길게 굽은 산이 선산을 지키듯 묵묵히 그 자리를 지켜야 한다. 나는 현재 10년째 한곳에서 퍼스널 트레이너로 일하고 있다. 내게 거쳐 간 회원만 해도 300여 명이 넘는다. 중학생 회원이 지금은 어느덧 성인이 되었다. 10년전 처음 트레이닝을 진행했던 회원이 아직도 나와 트레이닝을 받고 있다.

나는 능력 있는 트레이너이기보다는 훌륭한 트레이너가 되고 싶다. 그 트레이너 괜찮다는 말을 듣고 싶다. 최고의 찬사는 아닐지라도 보람된 평이라 생각한다. '괜찮은 트레이너'는 회원과 함께 늙어갈 때

트레이닝을 토닥토닥

비로소 얻게 되는 수식어다. 한마디로 말한다면 '감동을 주는 트레이너'가 되고 싶다.

『만약 고교야구 여자 매니저가 피터 드러커를 읽는다면』이와사키 나쓰미 지음이라는 책에서 나온 대목을 소개하고자 한다.

> '1930대의 대공황 때, 수리공에서 시작해 캐딜락 사업부의 경영을 책임지기에 이른 독일 태생 니콜라스 드레이슈타트는 "우리의 경쟁 상대는 바로 다이아몬드나 밍크코트다. 우리 고객이 구입하는 것은 운송 수단이 아니라 사회적 지위다."라고 말했다. 이 말이 파산 직전까지 내몰렸던 캐딜락을 구했다. 그 끔찍한 대공황 시절이었는데도 겨우 2~3년 사이에 캐딜락은 성장 사업으로 변신했다.'

캐딜락이 정의한 자동차는 단순한 운송수단이 아니다. '사회적 지위'가 추가되었다.

퍼스널 트레이너는 단순히 운동만 지도하는 것으로 끝나서는 안 된다. 라이프 스타일 코칭Life Style Coaching이 더해져야 한다. 즉 운동 습관과 식습관, 그리고 생활 습관까지 꼼꼼히 체크하여 리스크관리에 신경 쓴다.

나와 함께 근무하는 소위 말하는 인기 트레이너들은 이 부분을 잘하고 있다. 연령에 맞춰서 회원들을 대하는 자세가 각기 다르다. 또한 트레이닝 동안 오롯이 회원에게 집중한다. 트레이너는 올바른 운동을 지도하는 것 이면에 감동을 주는 것이 필요하다. 사람의 마음은 살아 있는 것이다. 그래서 감동이 필요하다.

트레이너 삶에 밑줄 긋기

10
잡종강세,
T형 트레이너

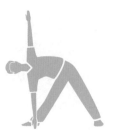

　과거엔 한 우물만 파면 성공할 수 있었다. 하지만 21세기를 살아가는 요즘의 시대는 한 분야만 잘해서는 원하는 바를 이룰 수 없는 실정이다. 많은 기업에서도 추구하는 인재상이 전문적 지식이 바탕이 된 다른 분야에 대한 이해와 포용력을 갖추는 것이다. 이것을 T형 인재상이라고 한다. 수직의 'T'는 전문적 지식이고 수평의 '—'는 다른 분야의 학문이다. 좋은 표본이 스티브 잡스다. 그는 기술력을 바탕으로 섹시한 디자인을 강조하였다. 또한 동양 철학에도 관심이 많아서 간디가 사는 인도까지 방문하여 간디의 사상을 이해하려고 노력하였을 정도다.

　운동 분야에서도 이러한 현상이 지배적이다. 건강과 운동에 대한

트레이닝을 토닥토닥

현대인의 관심이 높아지면서 병원에서 근무했던 물리치료사들이 스포츠 센터로 직업을 전향하고 있다. 더 나아가 물리치료와 필라테스 그리고 물리치료와 요가를 융합하여 다양한 프로그램을 만들어 내고 있다.

내가 근무하고 있는 스포츠 센터는 TBCS^{Total Body Care System}라는 통합 프로그램을 운영하고 있다. 이곳은 대략 필라테스, 요가, 바디워크컨디셔닝 트레이닝, 마이크로 트레이닝, 퍼스널 트레이닝 등 다양한 종류의 운동 패키지가 포함되어 있다. 그래서 회원들의 취향에 맞게 골라서 운동을 할 수 있는 편리성이 제공된다.

이곳에서 일하는 트레이너들은 생활체육 3급^{보디빌딩} 자격증은 기본으로 갖고 있으며 각자의 전문성에 맞게 일을 달리 하고 있다.

사실 이러한 운동의 종류들이 많아진 이유가 무엇일까? 기존의 운동 방법이 식상하고 재미가 없기 때문이다. 회원들은 이제 1시간 동안 무거운 쇳덩이를 들었다 났다 하면서 근육노동을 하고 싶어 하지 않는다. 더 이상 'No pain, No gain'이라는 말에 현혹되지 않는다. 회원들은 이제 운동을 평생토록 꾸준히 하는 것으로의 생각 전환이 일어나고 있다. 그러한 이유로 운동의 종류도 재밌고 즐길 수 있는 다양한 프로그램이 디자인되고 있는 것이다. 더 나아가 100세 시대에 발맞춰 건강한 생활을 영위하고 싶기 때문에 통증에 대한 관심이 커진 것도 원인이라 할 수 있다.

트레이너 삶에 밑줄 긋기

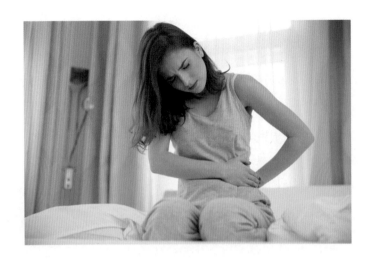

　사람이 통증을 느끼는 가장 중요한 원인은 산소의 원활한 공급이 되지 않기 때문이다. 한 자세로 오래 일을 해야만 하는 많은 직장인들의 경우 잘못된 자세 습관으로 인해 해당 부위의 근육에 적절한 산소의 공급이 일어나지 않게 되면 근육의 질이 나빠지게 되면서 통증을 유발시키는 물질이 나오게 된다.

　통증은 잘못된 자세로부터 시작되기 때문에 병원이나 스포츠 센터에서도 자세 교정 프로그램을 운영하고 있다. 병원은 병원대로의 매뉴얼로 교정하고 센터는 운동과 스트레칭을 통해서 잘못된 자세로 인한 통증을 관리하고 있다.

　이젠 트레이너도 운동만을 지도해서는 훌륭한 트레이너가 될 수 없다. 트레이닝 외의 다른 학문도 수용하고 자기 것으로 만들 줄 알아야 한다. 이것이 T형 트레이너의 모습이다.

〈신의 한 수〉라는 영화를 본 적이 있다. 바둑과 폭력물의 만남이다. 가장 정적인 운동과 가장 동적인 운동이 스크린상에서 동시에 보여진다. 그리고 주인공 태석^{정우성}은 두 가지의 요소를 다 갖춰 팀을 구하고 형의 복수도 갚게 된다는 내용의 영화다. 여기서 T의 의미를 설명하자면 수직의 'I'는 전문적 지식인 바둑이고 수평의 '―'는 다른 분야인 싸움의 기술이다.

요즘 정골 의학인 '오스테오 패시'라는 수업을 듣고 있다. 이 학문은 사람을 돕기 위해 자신이 갖고 있는 손의 감각이 얼마나 중요한 것인가를 깨닫게 해 준다. 그래서 T형 인재의 수평적 요소로 꼽아도 손색이 없을 정도다. 나중엔 수직적 요소로도 고려해 보고 싶다.

T형 트레이너의 수평적 요소 중에서 갖추어야 할 너무도 중요한 분야가 있다. 그것은 인문학적 소양이다. 인문학을 관통하고 있는 사상은 인본주의다. 그것은 사람을 사랑하는 마음이다. 요즘 트레이너는 기술자들이 많다고 한다. 뛰어난 학문과 운동 능력을 바탕으로 하여 능수능란하게 회원을 지도한다. 그리고 최근 유행하는 운동 방법까지도 모두 섭렵하여 화려한 퍼포먼스를 보이기까지 한다.

그러나 그들 안에 회원을 사랑하는 마음이 없다면 단지 필요한 부위만 해결해 주는 기술자에 지나지 않게 된다. 이 사실을 깨닫고 그 옛날 성현인 공자는 인격과 학문을 모두 갖추기를 바라는 마음으로 이런 말을 하지 않았을까?

트레이너 삶에 밑줄 긋기

"학문은 뛰어나지만 인격이 없다면 사史서에 지나지 않고,
인격은 좋은데 학문이 없다면 야인野人에 불과하다."

앞에서도 말했듯이 퍼스널 트레이너로 일한 지 10년 차다. 처음엔 학문적 지식에 너무도 문외한이고 트레이닝 스킬 또한 서툴기 짝이 없었다. 그런데 함께 일하는 트레이너와 3년간 일을 하다 보니깐 보고 배우고 따라 하면서 수업을 진행하는 요령이 체계화되고 전문성을 갖추게 되었다. 하지만 이러한 현상은 비단 나만 그런 것이 아니었다. 나보다 늦게 시작한 트레이너 또한 함께 일하면서 기술적인 평준화로 인해 수업을 진행하는 부분에서 유연함을 보였다.

요즘은 매스컴이 너무 발달이 잘 되어 필요한 학문과 티칭법은 개인적인 공부량에 따라 쉽게 터득할 수 있어서 트레이닝 방법론적인 부분에서는 시간이 지나면 어느 정도 비슷한 수준까지 오르게 된다. 하지만 사람을 대하는 태도는 쉽게 얻을 수 없는 것이다.

그것은 사물에 대한 사유와 통찰이 있어야만 가능한 것이다. 퍼스널 트레이너들도 이젠 인문학을 공부해야 한다. 인문학을 통해 사람 공부를 해야 한다. 많은 직장에서도 인문학에 대한 중요성을 깨닫고 권장도서를 추천하면서 책읽기를 북돋우고 있다. 중요한 것은 사람의 마음을 얻는 것이란 것을 알기 때문이다. 다양한 T형 트레이너의 수평적 요소가 있겠지만, 인체는 상호 유기적 관계라는 말처럼 영혼과 육체는 상호작용을 하기에 이왕이면 사람을 다루는

트레이닝을 토닥토닥

일을 한다면 인문학적 소프트웨어를 겸비하는 것이 필요하지 않을까 생각해 본다.

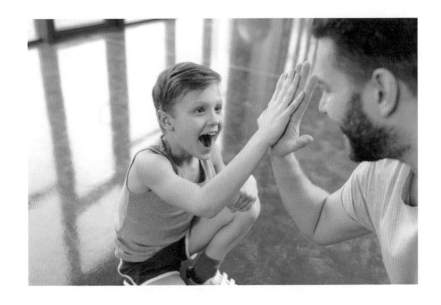

트레이너 삶에 밑줄 긋기

11
누에고치 같은
트레이너

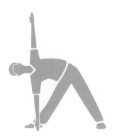

현재 하고 있는 일인 퍼스널 트레이닝은 약속된 시간 안에서 오로지 한 사람을 위해 프로그램이 진행된다. 수업은 1시간으로 짜여 있다.

동작을 시행하고 난 이후엔 휴식시간을 갖는데 보통 근지구력을 향상시키기 위한 목적이면 30초 내지는 1분 정도면 충분하다. 그리고 근육을 크게 만들기근비대 위해선 대략 1분 30초 정도 휴식을 갖는다. 그렇게 보낸 휴식 시간을 합치면 거의 10분 정도가 된다. 그리고 동작을 10회에서 20회 반복을 3세트Set하면 얼핏 10분 정도 걸린다. 이와 같이 다섯 동작을 수행하면 50분이 걸린다. 그러면 어느덧 1시간이 훌쩍 지나간다.

그런데 갑자기 의도치 않은 상황에 직면하게 될 경우도 있다. 회원

트레이닝을 토닥토닥

이 전날에 회식을 하고 술이 안 깨어서 컨디션이 좋지 않은 상태로 수업을 오게 되거나 혹은 몸살이 걸리기 직전의 으슬으슬 근육통을 호소하게 되면 준비된 프로그램을 원활히 진행할 수 없게 된다. 이럴 땐 휴식 시간을 좀 더 길게 가거나 매트에서 스트레칭 수업으로 대체한다. 나는 이런 상황을 어색하지 않게 하기 위하여 평소에 책을 읽거나 글을 쓴 내용들에 대해서 '이야기보따리'를 풀어 놓는다. 한 가지 예를 들자면, 회원이 전날 잠을 늦게 자서 몸이 좋지 않다고 하여 '혜경궁 홍씨'의 후예인 회원에게 전에 읽었던 '한중록'에 대한 책을 소개한 적이 있다. 사도세자인 남편의 죽음을 통해서 아들인 이산^정^조을 보호하기 위한 한 여인의 구슬픈 삶이 담겨져 있는 좋은 책이라 설명하면서 책에 대한 이야기를 주고받았다.

1시간 동안 준비한 프로그램을 소화해 내지만 수업 내내 운동만 지도하지는 않는다. 트레이닝을 진행하는 동안 회원과 대화를 많이 주고받는다. 동작에 대한 전문적인 용어를 설명해 주기도 하지만 회원의 관심 사항에 대해서 대화를 하기도 한다. 물론 수업 동안에 말을 한마디도 안 하고 오로지 운동만 하는 회원도 있다. 그러나 그런 회원은 극히 드물다.

어느 날 이승만 초대 대통령을 좋아하는 70대 회원님께 『이승만의 삶과 국가』^{오인환 지음}라는 무려 611페이지나 되는 책을 선물로 받았다. 나는 다음 수업 시간까지 꾸역꾸역 다 읽고는 그 책에 대해서 논의한

트레이너 삶에 밑줄 긋기

적도 있다. 이승만 초대 대통령도 독립투사였음에 새삼 놀라웠다.

번데기 시기를 잘 보내기 위해 누에는 자기 몸 안에 있는 실을 이용하여 고치집를 만든다. 홀로 집에서 무엇을 하기를 좋아하는 사람을 일컬어 조금씩, 조금씩 실을 토해 내어 집을 짓는 모습을 닮아 '누에 고치 같은 사람'이라고 표현한다.

내가 하고 있는 일의 부류는 혼자서 이런 저런 일을 하기를 좋아하는 내성적인 성격과는 거리가 멀다. 말과 몸짓으로 다양한 사람들에게 지적 상품을 팔기 위해 외향적 기질을 발휘해야 한다. 그러한 이율배반적인 상황에 놓인 내게 두 성격의 절충을 위해 선택한 행위가 글쓰기다.

프리랜서라는 직업적 특성상 시간적 여유가 있기에, 수업과 수업 사이에 공강 시간이 생기면 미리 눈도장을 찍어 둔 곳으로 이동하여 책과 노트북을 꺼낸다. 책을 읽다가 생각에 잠기면 곧바로 '한글과 컴퓨터' 워드란에 단상들을 적는다. 때론 이런 행위에 대해서 회사 동료들에게 '이기적인 유전자'라든가 '개인플레이' 하지 말라는 애정 어린 핀잔을 듣기도 한다.

뼛속까지 내향적인 나는, 일을 위해서 극복했던 또 하나의 노력이 있다.

퍼스널 트레이너가 되어 일한 지 얼마 안 되었을 당시에 회원과의 첫 만남은 초긴장의 순간이다. 생면부지로서 처음 만나는 순간이기에 회원이 어떤 반응을 나타낼지 알 수가 없기 때문이다. 외향적 성격을 갖고 있다면 첫 대면에서도 자신감 있게 대화의 분위기를 리드하면서 나갈 터인데 내성적인 내게는 부담감과 함께 혀의 경직이 일

트레이닝을 토닥토닥

어난다. 특히나 젊고 도도한 여성 회원 앞에서는 머릿속 지우개가 말하고자 했던 대본들을 모두 지워 버려 무슨 말을 해야 할지 버벅거리기 일쑤였다.

그러한 상황을 극복하기 위해, 말을 조리 있게 하는 방법에 관련된 책을 읽거나 강연을 반복하여 듣곤 했다. 또한 다양한 지식이 머리에 쌓이게 되면 유연하게 대화를 주도해 나갈 수 있을 거라는 생각에 어설픈 내용이지만 칼럼을 써서 차곡차곡히 블로그에 올리기까지 했다.

그렇게 10년이 흐른 지금은, 마치 누에가 만든 집에서 번데기의 시절을 무사히 보내고 나비가 되어 푸르른 창공을 훨훨 날아갈 수 있게 된 것처럼 회원을 대하는 자세에 유연함을 지니게 되었다. 누에고치와 같은 성향을 잘 활용한 나만의 방식이 잘 통한 것이다.

누에고치 같은 성향을 잘 활용한 것 하나가 더 있다. 언젠가 다이어트에 관한 사이트를 운영하는 회사 측에서 고정 칼럼을 써 달라는 의뢰가 들어왔다. 2주에 한 번 간격으로 건강과 운동에 관한 주제로 말이다.

'브런치'라는 웹 사이트상에서 작가로 활동하고 있어서 내가 쓴 글들을 누구나 볼 수 있는데, 내게 의뢰해 온 칼럼 담당자가 브런치에 올라가 있는 내 글을 읽고는 메일을 보내온 것이다. 공식적으로 내 글에 호감을 갖고 연락을 보내온 최초의 사건인 것이다. 그 이후 또 다른 곳에서도 연락이 와서 요즘은 칼럼을 쓰느라 수업 외의 시간엔 카페나 도서관에 가서 온종일 글을 쓴다.

세상엔 누에고치 같은 트레이너들이 많이 있을 것이다. 분명 그들

트레이너 삶에 밑줄 긋기

도 나와 같은 힘든 과정을 겪었을 것이라 생각된다. 그러나 현실에 안주하지 않고 약점을 기회로 삼고 변화하려는 노력을 기울인다면 반드시 더 좋은 시너지 효과를 만들어 낼 수 있을 거라 확신한다.

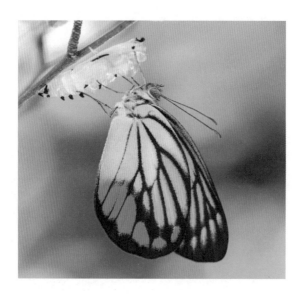

트레이닝을 토닥토닥

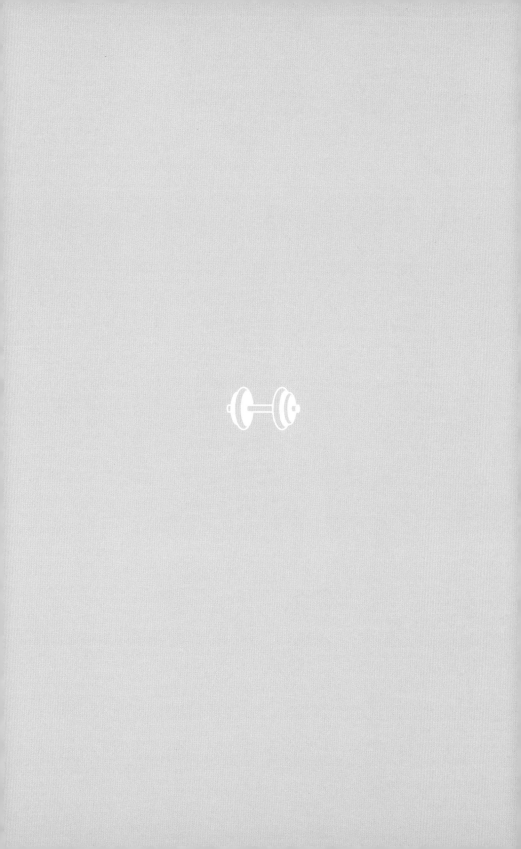

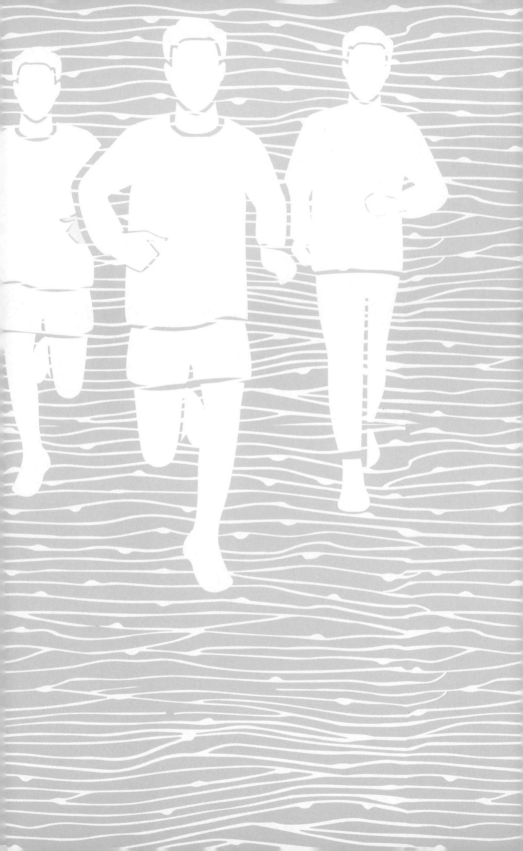

제3장

함께 있으면 좋은 사람들 이야기

회원과 동료들

트레이닝을 토탁토닥

01

순종형 회원은
트레이너의 활력소

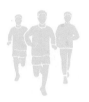

『무지개 원리』라는 책을 쓴 차동엽 신부는 처음엔 무지개라는 희망의 단어를 적기보다는 먹구름과 같은 비판적인 언어로 타인의 글들에 꼬투리를 잡았다가 점점 모습이 어두워짐을 깨닫고 현재는 '희망 나누미'의 삶을 살고 있다. 『무지개 원리』에 이은 『희망의 귀환』이라는 책을 쓰면서….

솔직히 나는 사람들의 평판에 귀가 얇은 편이다. 그래서 조금이라도 바늘에 찔리면 침소봉대하며 과잉 반응을 보인다. 그리곤 침울함이 오래 간다. 자존감이 낮은 자의 전형적인 특징이다. 그런데 내 주변엔 자존감이 높은 사람은 그리 많지 않은 것 같다. 실제로 타인의 질타는 작은 것일지라도 받는 당사자에게는 가슴속에 조금씩 쌓여간다.

트레이닝을 토닥토닥

전공자가 아닌 채 글을 쓰고 있는 내겐 틀린 곳을 지적하는 것보다는 그중 잘하고 있는 하나를 칭찬해 주는 댓글이 귀하고 힘이 된다. 지극히 평범한 내가 그러하다면 다른 사람도 같은 마음일 것이다. 그래서 나는 타인의 숨은 장점을 찾아 부각시킬 수 있는 댓글을 적고 싶다. 긍정의 한 줄 말이다.

댓글에 대한 평가는 당사자가 내리면 그만이다. "부족한 것을 돌려 말했구나!"라고 스스로 깨닫게 되면 의기소침하거나 자존감이 떨어지는 일은 절대 없을 것이기에….

이처럼 긍정적인 생각과 말은 큰 파급 효과를 불러온다. 특히 우리 뇌는 다양한 정보들 가운데 반복적으로 보내는 신호_{또는 강한 자극}들에 대해선 먼저 일을 처리하는 경향이 있다. 통증학에서 이러한 현상을 '문 조절설'이라고 정의했다.

쉽게 표현하자면, 식당에서 음식을 먹고 옷과 몸에 배인 음식 냄새를 제거할 때 향수를 뿌리게 되는데 뇌는 음식 냄새와 향수를 동시에 처리하는 문^{Gate}이 없기 때문에 더 자극이 강한 향수를 먼저 받아들이므로 옷과 몸에서 나는 음식 냄새를 맡을 수 없게 되는 것이다. 이러한 이론은 사람의 감정을 말할 때에도 적용할 수 있다. 사람의 뇌는 동시에 두 가지 반대 감정을 가질 수 없다. 희망과 절망을 동시에 받아들일 수 있는 문이 없다는 것이다. 그러하기에 절망을 줄곧 생각하면 희망이 들어올 틈이 없게 된다.

함께 있으면 좋은 사람들 이야기, 회원과 동료들

회원을 지도하다 보면 각각의 성격이 드러난다. 차분하게 동작 하나하나를 따라가는 회원이 있는가 하면 '번갯불에 콩 구워 먹기' 식으로 급하게 동작을 끝내버리는 회원을 볼 수 있다.

회원의 성향 중에 '순종형' 회원이 있다. 절대 긍정과 과도한 호응이 특징이다.

"아, 네 그렇군요. 너무 좋은데요", "선생님 감사합니다."

이런 회원을 지도하고 있으면 힘이 나고 더 자세히 가르쳐 주고 싶은 마음이 생긴다. '팔은 안으로 굽는다'는 말이 있듯이 절대 긍정인 회원에게는 떡 하나 더 주고 싶은 것이 인지상정이 아닌가. 회원의 결과 도출^{목표} 또한 당연히 좋게 나온다. 순종형 회원은 트레이너에게 활력소와 같다. 그들은 순純필을 다는 댓글 부대처럼 긍정의 힘을 불어 넣어 준다. 천군만마와 같은 존재들이다. 이러한 회원들을 많이 보유하게 되면 자연스럽게 입소문이 나게 되어 있다. 순종형 회원들이 홍보 담당을 자진해서 맡게 된다. 분명 순종형 회원은 내게만 특별히 '예스맨'의 모습을 보이는 것이 아닐 것이다. 삶의 전부가 그러할 것이다.

자신의 실제적 사건을 모티브로 소설을 쓴 사람이 있다. '예스맨'의 저자 대니 월러스이다. 잠깐 그의 삶을 들여다보고자 한다.

소설의 주인공이자 작가인 대니 월러스는 '한네'라는 여자 친구와 헤어지고 대부분의 시간을 집에서 보내게 된다. 또한 6개월쯤 지나자

트레이닝을 토닥토닥

이것에서 행복을 느끼기 시작했고, 이 때문에 대니는 늘 외출을 피하고 친구들과의 모임도 불참하는 등 세상과 자신을 단절시킨다. 그러나 본인만 모르는 외로운 대니의 삶은 버스에서 만난 한 남자의 말로 완전히 뒤바뀐다.

"Say Yes More!더 자주 예스라고 말하세요!" 이 단순한 한 문장에 대니는 자신의 인생을 되돌아보기 시작한다.

단 6개월이 자신의 인간관계를 어떻게 만들었는가에 대해 고민하고 반성했다. 그는 버스에서 만난 남자의 말대로 사소한 것 하나부터 'Yes!'라고 대답하는 예스 실험을 시작하겠다고 결심한다. 자신이 허비한 6개월의 보상으로 6개월 동안 'Yes!'만 하고 살기로 결심한 것이다. 그 이후 그에겐 많은 것들이 변했고 새로운 사랑을 시작하게 된다.

순종형 회원은 "Say Yes More!"를 통해 자신과 주변 사람들에게 긍정의 힘을 불어넣어 주는 존재이다. 그 회원을 본받아 나 또한 예스맨이 되어 트레이닝을 받는 회원들에게 긍정의 효과를 심어주고 싶다.

함께 있으면 좋은 사람들 이야기, 회원과 동료들

02

체중 조절보다
마음이 더 중요하다

　168kg의 초고도 비만이었던 개그맨 김수영 씨는 굳은 결심을 하고 생애 처음으로 체중조절을 한다. 그리고 운동과 식이조절을 시작한 지 16주 만에 98.3kg이 되었다. 무려 70kg의 감량이다. 16주 만에 70kg을 감량한 그의 일상이 궁금하여 나는 김수영 씨의 운동 습관과 식습관을 검색해 봤다. 그러나 내가 생각했던 것과 차이가 없었다.

　아침 8시와 점심 12시 반 그리고 저녁 6시에 규칙적인 식사를 했다. 식단은 대부분 현미, 우거지 된장국, 북엇국, 미역국, 계란찜, 샐러드, 두부 찜, 시금치나물, 버섯 야채 볶음 등의 칼로리는 적고 포만감이 오래가는 음식이었고 운동은 하루에 두 번 30분씩 걷기와 가벼운 웨이트 운동으로 체지방 분해를 돕기 위한 적정한 운동 강도였다.

트레이닝을 토닥토닥

나를 찾아오는 회원 중에도 개그맨 김수영 씨와 같이 고도 비만인 경우가 있다. 운동과 식단 또한 위와 비슷하게 맞춰서 진행한다. 그러나 내 회원의 체중은 조금도 변함이 없다. 왜 그런 것인가? 영양학적 관점과 운동생리학적 관점에서 보면 체중의 변화를 보이는 것이 당연한 일일 터인데….

예전에 한창 인기 있었던 '숀리'라는 트레이너가 고도 비만인 사람들을 모아놓고 단체로 체중을 감량하는 프로그램을 보았다. 매주마다 변화되는 모습을 보고 나 또한 흐뭇한 감격을 받으며 격려와 응원을 마음속으로 보냈다. 그러면서 든 생각은, "일반 피트니스 센터에서는 위와 같은 고도 비만인 사람은 절대 체중을 줄일 수 없을 것이다."라는 것이다.

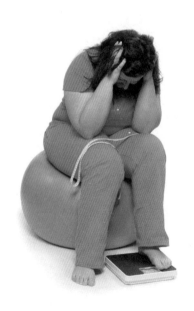

세계보건기구나 대한비만학회에서 정의한 비만에 대한 설명 중 핵심 내용은 유전적으로 체지방이 많이 나가는 상태다. 그래서 요즘은 비만은 현상이 아니라 질환으로 구분하고 있다.

체지방은 우리 몸에 없어서는 안 될 중요한 요소 3대 영양소지만 체지방이 필

함께 있으면 좋은 사람들 이야기, 회원과 동료들

요 이상으로 많아지면 안팎으로 환영 받지 못하는 불청객이 돼버린다. 애물단지도 그런 애물단지도 없다. SNS에서 김수영 씨가 보여준 초등학교 시절 사진은 6주 후의 감량 체중인 128kg 때의 모습이라고 한다. 충격 그 자체였다. 얼굴이 완전 범죄자처럼 흉악스러웠다. 얼굴로 인해 같은 반 친구들이 대놓고 비웃지는 못했을 정도다. 그런데 남자가 아니라 여자가 그런 모습이었다면 아마도 대인 기피증에 걸려 성격에도 큰 장애를 가졌을 것이라 생각된다.

이처럼 체중이 많이 나가는 사람들은 많은 사람들이 운동하는 퍼블릭 센터에 가면 심적인 위축 상태를 먼저 느끼기 때문에 운동에 집중을 할 수 없게 된다. 그리고 성격의 변화가 생겨서 운동 중에도 화를 내거나 짜증을 쉽게 낸다.

이러한 이유에서 고도 비만자가 일반 센터에서 운동하여 체중을 감량하기란 쉽지 않은 현실이다.

다양한 비만에 대한 시술도 성행하고 있다. '위 절제술' 및 '위 우회술'은 안쓰럽기까지 하다. 의식의 변화가 필요할 때다. 주변 사람들도 외모로 판단하는 편견을 버리고 그 사람의 내면을 이해하고 포용할 줄 아는 정신의 살을 키워야 한다. 그래서 그들도 일반 센터에서도 편안하게 땀을 흘리며 환하게 웃을 수 있었으면 좋겠다.

일반적으로 좋은 습관을 만들기 위해선 21일 동안 꾸준히 반복하면 가능하다고 말한다. 21일이라는 기간은 체중 감량을 위해서도 중요한 시기이다. 뇌가 새로운 환경에 적응하기 위한 황금률인 것이다.

트레이닝을 토닥토닥

식사량을 조절하고 안 하던 운동을 하게 되면 뇌에선 이러한 자극을 스트레스로 생각하여 방어반응을 일으킨다. 그래서 자꾸만 졸리게 하거나 배고픈 신호를 보내서 평소에 보유했던 칼로리를 되찾으려고 한다. 하지만 21일이 지나면 뇌에서는 모든 환경을 리셋 하여 조절된 칼로리로 몸의 살림을 꾸려 나갈 수 있게 된다. 그래서 더 이상 졸리고 무기력하고 배고픈 현상이 일어나지 않게 되는 것이다.

체중 감량은 정신의 살을 찌우는 것이 우선인 것이다. 정신력이 부족하면 체중이 많이 나가면 나갈수록 체중 감량은 더욱 어려워진다. 건강한 몸은 건강한 정신으로부터 시작된다는 말은 체중 감량에 있어서는 절대적으로 필요한 요소이다.

오래 전에 상영되었던 영화 〈미녀는 괴로워〉에서는 주인공이 다이어트에 성공하여, 뚱녀에서 날씬한 미녀가 되어 새로운 인생을 살아간다는 내용을 보여준다. 현실에서도 많은 사람들이 체중과 몸을 관리하고자 노력한다. 단호한 마음가짐이 없으면 이룰 수 없는 과업인 것이다.

내 회원_{고도 비만자}은 현재 발목 통증으로 수업을 중단하였고 센터에서도 모습을 보지 못했다. 아무쪼록 마음의 부담감을 떨쳐 버리고 자신감을 되찾아서 운동을 꾸준히 진행했으면 좋겠다.

03
일방적인 트레이닝이
가장 나쁘다

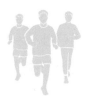

　수업을 마치고 회원은 운동으로 인한 시원함과 뻐근함 그리고 개운함을 느끼게 된다. 그런데 이런 느낌을 받지 않고 쑤시거나 아프거나 아니면 땀나지 않게 밋밋하면 회원은 불만을 호소한다. 비싼 돈 내고 아무런 소득이 없다고 생각하면 레슨을 굳이 받을 필요가 없다는 것이다. 맞는 말이다. 그래서 퍼스널 트레이너들은 매 순간 수업에 집중하기 때문에 정신적 스트레스가 많은 편이다. 내가 근무하고 있는 센터에서는 수업을 3시간 이상 연속으로 잡지 못하게 되어 있다. 3시간을 넘어서 4시간을 연속적으로 수업을 하게 되면 집중력이 떨어져서 수업을 건성으로 하게 되어 질적인 면에서 많이 떨어진다는 판단에서이다.

트레이닝을 토닥토닥

어느 날 수업을 마치고 권 마스터퍼스널 트레이너 담당자가 나를 불렀다. 수업에 대한 컴플레인 건이 나왔다고 한다. 불만에 대한 경위를 들었다. 황당했다. 이유는 지나친 근육통증으로 생활의 불편함이 왔다는 것이다.

현재의 상담 진행과 예전의 상담 프로세스가 바뀌긴 했지만, 그 당시에는 먼저 회원이 퍼스널 트레이닝PT 수업을 받고자 원하면 운동 전문 카운슬러인 권 마스터가 1차로 회원의 전반적인 몸 상태를 점검한다. 그리고 회원의 몸 상태와 성향에 맞춰 담당 트레이너를 배정한다. 배정된 트레이너는 다시 회원과 퍼스트 미팅을 통해 전반적인 '라이프 스타일'을 체크리스트를 가지고 파악한다. 그런 후 회원의 운동 플랜을 세팅하게 된다.

그런데 불만을 호소했던 회원은 신규 회원이 아니라 기존에 다른 트레이너에게 수업을 받다가 담당 트레이너가 퇴사를 해서 내게 인계된 경우다. 그래서 회원의 프로그램을 작성하기 전에 퇴사했던 트레이너에게 직접 전화를 걸어 회원의 성향을 물어보았다.

"운동력이 좋고 근육운동을 많이 했으며, 아픈 곳이 없어서 트레이닝 편하게 하시면 되요."

나는 그 말을 참고하여 상담을 거치지 않고 바로 첫 수업을 했다. 이런저런 근력 테스트와 움직임 테스트를 해 봤더니 정말 운동력이 좋은 상태였다. 그래서 큰 근육 중심의 다양한 운동을 적용하였다. 그런데 회원은 일주일 정도 지나고 나서 권 마스터를 찾아가 근육통증이 너무 심해서 심장이 아플 정도라고 말했다. 나와 수업을 할 때

함께 있으면 좋은 사람들 이야기, 회원과 동료들

는 전혀 불만 같은 것을 내세우지 않아서 수업이 잘됐다고 생각했다. 뻐근함과 개운함 정도를 줄 수 있는 강도였기에….

그 이후로 회원은 환불을 요청하였고 나는 그에 따른 1개월 감봉의 징계를 받았다. 처음엔 내게 주어진 처사에 대해서 인정할 수 없었다. 운동을 하다 보면 72시간 동안 근육통이 오는 건 당연한 일인데 그런 걸 가지고 감봉을 한다는 것은 지나친 대응이라고 생각했다. 모든 게 짜증나고 트레이닝에 자신이 없어졌다. 급기야 회원에 대한 울렁증까지 몰려왔다.

그렇게 시간이 지나고 나는 곰곰이 생각했다. 회원의 입장이 되어 생각해 봤다. 회원은 지연성 근육통의 생리적 기전을 모르기에 심한 근육통을 겪게 되면 몸에 문제가 생긴 건 아닐까 하고 의심할 수 있을 것이란 사실이다. 그렇다면 운동하기 전에 근육 운동을 하면 근육통이 3일 정도는 지속된다는 설명을 해 줬어야 했다. 그리고 인계 회원이라고 해서 회원과 충분한 상담을 거치지 않고 일방적인 프로그램을 작성한 것이 화근이었음을 깨닫게 되었다. 나는 권 마스터에게 찾아가 징계를 달게 받겠다고 말하면서 나의 실수를 인정했다.

그날 이후로 나는 회원에게 운동 후 느끼게 되는 몸의 상태를 충분히 설명해 준다. 그리고 늘 그날 컨디션이 몇 퍼센트인지 확인하고 일주일간의 생활에 대해서 간단하게 물어본다. 이사를 했는지, 술을 많이 먹었는지, 취업 면접을 봤는지, 부부 싸움을 했는지, 아이가 아파서 내내 잠을 못 잤는지 등의 내용들을 토대로 트레이닝을 어떻게

트레이닝을 토닥토닥

이끌어갈 것인지에 대해 숙고한다.

예전에 회사에서 고객을 위한 마음가짐을 표현한 슬로건을 발표한 적이 있다. 'After 서비스가 아닌 Before 서비스를 하자' 대략 이런 문구였던 걸로 기억이 난다.

나는 Before 서비스가 되려면 트레이너가 준비해야 할 것이 무엇인 가를 생각해 봤다. 그것은 기록이다. 트레이닝은 기록에서 시작해서 기록으로 끝난다. 회원과의 첫 만남을 위해서 건강 병력에 관한 질문 서를 비롯한 회원의 몸을 평가하고 움직임을 분석하고 또한 회원의 라이프스타일을 체크하기 위한 프로파일을 준비한다. 이러한 '기록 지'를 만드는 것은 회원의 욕구를 이룰 수 있도록 하기 위한 준비 과 정이기도 하지만 트레이너가 회원에게 집중하고 있다는 마음가짐을 간접적으로 전하고자 하는 진정성의 한 모습을 나타낸다고 본다. 또 한 자칫 일방적으로 흐를 수 있는 트레이닝을 사전에 방지할 수 있는 좋은 방법이 될 수 있다.

첫 상담을 마친 후 대략의 트레이닝 계획을 서로 공유하고 나면 그 날그날의 트레이닝 일지를 쓰면서 특이 사항을 기록한다. 그렇게 트 레이닝 일지를 정리하여 한 달 후엔 근사한 회원의 운동 스토리가 완 성된다.

트레이너의 일방적 트레이닝으로 흐르지 않기 위해서는 온전히 회 원을 향해 있어야 한다. 그것이 'Before 서비스' 핵심이라 말할 수 있

함께 있으면 좋은 사람들 이야기, 회원과 동료들

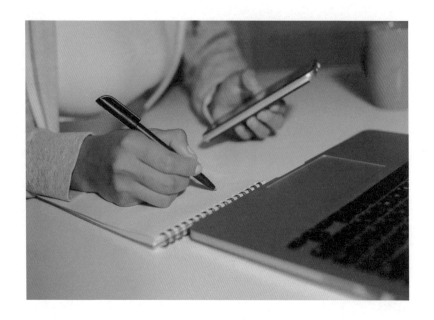

겠다. 그리고 'Before 서비스'의 본질은 기록이고 기록은 회원을 움직이게 하는 원동력인 것이다. 그날 이후로 나는 더욱더 트레이닝의 전반적인 내용들을 기록하는 것에 정성을 기울였다.

04
분주함은
트레이닝을 망친다

퍼스널 트레이너로 일하면서 큰 실수를 한 적이 있다. 그때를 회상한다는 것은 공포 그 자체이다. 하지만 공포를 무릅쓰고 그날의 일들을 곰곰이 되짚어 보고자 한다. 사건의 전말은 이렇다.

프리랜서로서 근무하기에 수업이 없는 시간에는 외부에서 잠깐 개인 일을 볼 수 있는 여유가 있다. 그 당시 당구에 빠져서^{지금은 끊었다} 수업이 없는 시간에는 거의 매일 당구장으로 발길을 돌렸다. 사건이 일어난 날도 당구를 쳤다. 그런데 오후 6시에 수업이 있는데 5시 40분이 지나도 게임이 끝나지 않았다. 당구는 최종 한 명이 게임 비용을 내게 되어 있다. 시간은 5시 50분을 향해 가고 있었다. 결과만을

함께 있으면 좋은 사람들 이야기, 회원과 동료들

이야기하자면 51분 만에 게임이 끝났다.

나는 눈썹이 휘날리도록 센터를 향해 뛰었다. 센터와 당구장의 거리는 걸어서 10분 정도였기에 전력으로 뛰면 5분 안에는 다다를 수 있었다. 탈의실에서 빠른 속도로 옷을 갈아입고 수업을 하러 계단을 올라가는데 카톡이 왔다.

"저 30분 정도 늦을 것 같아요."

수업을 위해 뛴 것에 허무함이 몰려왔다. 그리고 수업이 없어서 천천히 걸어오고 있는 동료함께 당구를 쳤던에게 문자를 남겼다.

"30분 늦겠단다. 어이없다."

앗! 그런데 사단이 나고 말았다. 카톡 문자는 내가 보내려고 했던 승희에게 전달되지 않고 회원의 카톡으로 보내진 것이다. 정신없어서 카톡 창을 둘 다 열어놓았던 것이다. 하늘이 노래졌다. 그리고 머릿속이 하얗게 되었다.

"이런, 내가 무슨 짓을 한 거야!"

나는 회원에게 곧바로 카톡을 보냈다.

"죄송합니다! 문자를 잘못 보냈습니다."

문자를 보내자마자 회원한테서 전화가 걸려왔다. 반사적으로 통화 버튼을 눌렀다. 그리고 전화기 건너에서 쏟아지는 질책성 발언이 수십 개의 파편이 되어 귀를 통과하여 측두골에 꽂혀버렸다. 오금이 휘청거렸다. 엄연한 내 잘못이다. 회원은 프런트에 가서 내가 보낸 문자를 문제 삼겠다고 했다. 반사적으로 제발 프런트에 가지 마시고 나와 얘기를 하자고 사정사정 했다. 왜냐면 프런트로 직접 가게 되면

트레이닝을 토닥토닥

내가 범한 실수는 운영진 측의 귀에 들어갈 것이고, 그렇게 되면 일하는 데에 있어서 치명타를 맞을 수 있기 때문이었다. 그러나 회원과의 통화는 끊겼다. 프런트 앞에서 회원을 기다렸다. 오만 가지 생각들이 스쳐갔다.

"어떻게 대처해야 하나?"

그런데 갑작스럽게 집에 있는 세 명의 아이들의 얼굴이 떠올랐다. 믿음직한 아빠로 살고자 노력했는데 아이들에게 너무 미안한 생각이 들었다. 당장 죽을병도 아닌데 아이들의 얼굴이 떠오른 건 정말 알수 없었다. 사람의 진면목을 알아보려면 위기상황을 어떻게 대처하는가를 보면 된다고 하던데, 나는 어찌할 바를 몰라 발만 동동 굴렀다. 닥쳐올 후폭풍에 겁이 났던 것이다.

드디어 회원이 정문으로 들어왔다. 앞에 서 있는 나와는 눈도 마주치지 않고 프런트로 향했다. 그런데 회원은 프런트를 그냥 지나치더니 수업 받는 곳인 3층으로 올라갔다. 따라오라는 무언의 말을 하는듯 했다. 나는 황급히 뒤따라갔다. 3층 사무실엔 권 마스터퍼스널 트레이너 총괄가 있었다. 다행이었다. 그래도 그분은 내겐 유일하게 비빌언덕이었다.

시간이 지나고 회원은 눈 주변의 화장이 번진 채 잰 걸음으로 사무실을 빠져나갔다. 황급히 뒤따라가서 죄송하다는 말을 건넸지만, 돌아온 반응은 냉랭했다. 그런 가증스런 얼굴을 보고 싶지 않다고 말하였다. 사건이 엄청 커졌음을 짐작했다. 곧이어 권 마스터의 호령이 떨어졌다.

함께 있으면 좋은 사람들 이야기, 회원과 동료들

"김 트레이너, 사무실로 오세요!"

상기된 얼굴로 나는 권 마스터의 입을 쳐다봤다.

"너 정말 사람 복이 있다! 이 사건은 정말 트레이너로서 범하지 말아야 할 중대 사건이었다. 그런데 회원님께서 간곡히 부탁했다."

> 그냥 하소연을 하고 싶었어요. 제가 지금껏 살면서 이런 문자를 받을 만큼 잘못 살지 않았다고 생각합니다. 이 사건으로 인해 김 트레이너는 추호도 불이익을 받지 않았으면 합니다. 자식이 세 명이고 저와 나이도 동갑이고 열심히 사시는데….

그날 이후 나는 어떠한 징계도 받지 않았다. 나는 눈시울이 붉어졌다. 그런 일이 있고 난 후 나는 당구를 끊었다. 그리고 트레이너로서의 마음가짐을 다잡고 수업 준비를 위해 더욱 집중했다. 시간이 지나고 그날 하지 못했던 말들을 회원에게 문자로 보냈다. 하지만 답은 받지 못했다. 충분히 이해한다. 그리고 정말 감사하고 미안했다.

위의 내용은 누구나 한 번쯤은 크거나 작게 겪었을 일이라 여겨진다. 직장 상사에게 받은 스트레스를 친구에게 푼다고 문자를 보낸 것이 그 직장 상사에게 잘못 보낸다거나, 혹은 양다리를 걸친 상태에서 여자 친구에게 바꿔 문자를 보낸다거나 하는 경우 등이 있을 것이다.

이처럼 두 가지 이상의 일을 능수능란하게 처리하는 과정을 멀티태스킹이라고 한다. 그러나 『THE ONE THING』의 저자인 게리 켈러와

트레이닝을 토닥토닥

제이 파파산은 멀티태스킹은 능력이 아니라 비효율의 산물이라고 단호히 반박했다. 그러면서 내세운 주장이 'THE ONE THING'이다. 즉 하나의 공을 옆으로 정확히 밀어내야만 그 다음 공의 동작이 연결되어 멋진 곡예를 할 수 있는 저글링처럼 말이다.

퍼스널 트레이닝도 오직 한 사람에게 집중하여 수업에 임해야 한다. 그리고 수업 전에도 분주함을 가라앉히고, 앞으로의 수업에 대한 대략적인 밑그림을 그리는 작업을 구상하는 것이 필요하다. 그래야 수업에 들어가서 허둥지둥 대지 않고 차분하게 수업을 리드할 수 있게 된다.

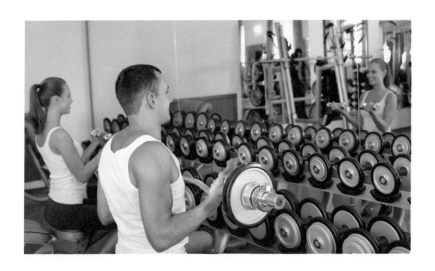

함께 있으면 좋은 사람들 이야기, 회원과 동료들

05
회원은 귀신처럼
알아본다

"선생님! 제가 골프도 치고 수영도 하고 이것저것 하는 게 많아서 너무 힘들어 두 번은 못 받겠어요. 수업을 한 번만 하고 싶어요."

"선생님! 이번 달에 하는 일이 너무 많아서 시간이 도통 안 나네요. 수업을 한 번만 받고 싶어요."

회원들은 단도직입적으로 트레이너에게 수업이 재미없고 실력이 없다는 말을 하지 않는다. 왜냐하면 자신을 가르치는 사람에게는 함부로 대할 수 없는 유교적 유전자가 조상 대대로 심겨져 왔기 때문이다.

사실 아무리 힘들고 시간이 없더라도 본인이 느끼는 만족도가 높으면 절대로 수업을 줄이지 않는다. 또한 가까운 가족들에게 구전 마케팅을 통해 자신의 트레이너를 소개한다. 이건 내가 10년간 퍼스널 트

트레이닝을 토닥토닥

레이닝을 하면서 체득한 실제적 결과이다.

과거 회원들이 그러한 반응을 보일 때면 나는 항상 매너리즘에 빠져 있었다. 트레이닝 프로그램을 재탕, 삼탕하여 순서를 바꾸면서 시간 때우기식 수업을 하곤 했다. 조삼모사처럼 말이다.

트레이닝을 받기 위한 1시간은 회원에겐 빽빽한 스케줄을 조율한 뒤에 내린 결정인 것이다. 사실 트레이닝 1시간이지만 앞뒤로 버리게 되는 시간은 두 시간 남짓 된다. 수업을 받기 위해 오가는 데 허비되는 시간과 샤워하는 시간을 포함하면 개인 트레이닝을 받기 위해선 적어도 세 시간 이상을 비워둬야 하는 것이다.

더욱이 조금만 시간을 내면 하던 일을 마무리 지을 순간인데 시계를 보니깐 개인 트레이닝을 하기로 약속한 시간이 임박했을 때는 갈등이 심해진다. 끝내는 일을 마무리 짓지 못하고 수업을 받으러 나선다. 그리고 트레이닝을 받고 돌아오면 전처럼 일에 대한 몰입감을 끌어올리지 못한다. 맥이 끊겨 버린 것이다.

일반적인 트레이너 또한 트레이닝을 위한 1시간을 보내기 위해서 많은 준비를 한다. 트레이너와 우스갯소리로 주고받는 말이 있다.

"김 트레이너, 수업 준비하는 중이야?"

이 말은 회원과의 만남을 위해 용모를 확인할 때 물어보곤 한다. 즉 옷에 음식 냄새가 나는지, 코털은 삐져나왔는지, 머리는 흐트러지지는 않았는지, 손톱은 잘 다듬어졌는지, 몸에서 땀 냄새가 나는지 등등을 점검할 때를 가리킨다. 또한 수업 전에 회원의 트레이닝 일지를

함께 있으면 좋은 사람들 이야기, 회원과 동료들

점검하여 특이사항이 없는지 확인하고, 전에 무엇을 지도했는지 파악한 후 오늘 진행할 프로그램을 작성한다. 그렇게 1시간의 수업을 위해 몇 시간의 사전준비가 이루어진다. 마치 무대를 앞선 연극배우의 분주함과 마인트 컨트롤을 하는 모습이 사뭇 닮았다.

트레이닝의 원리 중 점증부하의 법칙이 있다. 일정한 기간이 지나면 운동의 강도를 올리는 것을 말한다. 예전에 50kg으로 가슴운동인 벤치프레스 3세트 12회13회는 못 드는 상황를 들어 올렸는데 몇 달이 지나서 같은 무게로 들어 올리는데 12회를 쉽게 들게 되었다면 무게를 다시 세팅할 시점인 것이다. 근신경의 향상과 근육량의 증가가 있었기 때문에 변화의 시점을 맞게 된 것이다.

이와 같이 회원에게 적용하고 있는 트레이닝 방법과 태도 또한 변화의 전조 현상Precursor, 前兆現象이 있다. 그것은 스스로 알 수도 있지만 회원의 반응을 보고 깨닫는 경우가 있다.

스스로 알게 되는 경우는 일반적 수순을 거친 결과이기에 문제될 것이 없다. 그러나 회원이 주는 암묵적 반응상황 1과 2의 경우을 통해서 깨닫게 되는 경우는 신중함을 더해야 한다.

하인리히 법칙Heinrich's Law이란 말이 있다. 사전적 의미는 '대형사고가 발생하기 전에 그와 관련된 수많은 경미한 사고와 징후들이 반드시 존재한다는 것을 밝힌 법칙'이다. 하인리히 법칙은 1:29:300 법칙이라고도 부른다. 즉 큰 재해와 작은 재해 그리고 사소한 사고의 발생 비율이 1:29:300이라는 것이다.

사소한 문제가 발생하였을 때 이를 간과하지 말고 그 원인을 파악하고 잘못된 점을 바로잡게 되면 대형 사고나 실패를 모면할 수 있게 된다는 메시지가 담겨진 법칙이다.

핑계 없는 무덤 없다고, 분명 회원의 반응에 대한 책임은 내게 있는 것이다. 그럴 때일수록 수업에 대한 질적 요소를 돌이켜보고 또 회원을 대하는 태도는 어땠는지 점검하는 생각의 전환이 필요하다. '하인리히 법칙'이 주는 경고처럼 말이다.

많은 전조 현상이 있음에도 이를 무시하고 방치하면 돌이킬 수 없는 대형사고로 번질 수 있다는 것을 트레이닝에서도 되새길 필요가 있다. 그래서 회원의 반응들은 트레이닝에서는 중요한 참고 사항이요, 트레이닝의 변화가 필요한 시점이 되는 것이다. 귀신같이 알아차리는 회원을 상대로 안일한 트레이닝은 자신의 발등을 찍는 격이 된다.

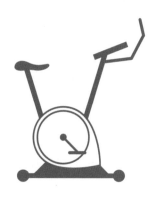

함께 있으면 좋은 사람들 이야기, 회원과 동료들

06
스승의 트레이닝 철학, 프로페셔널 트레이닝

『프로페셔널의 조건』이라는 책을 쓴 경영의 구루 피터 드러커는 글을 쓰기 위해서 3년마다 한 번씩 주제를 바꿔서 집중적으로 전문 분야를 연구하는 집요함을 보인다. 피터는 책에서 말하고자 했던 가장 중요한 프로페셔널의 조건을 완벽을 추구하는 것임을 강조했다. 그의 말이다.

"살아가는 동안 완벽은 언제나 나를 피해 갈 테지만,
그렇지만 나는 또한 언제나 완벽을 추구하리라."

자신이 하는 일에 대해 스스로 완벽하다고 인정할 때까지 끝없는

트레이닝을 토닥토닥

도전과 노력을 멈추지 말자고 하는 그의 메시지는 새겨들을 만하다.

경영의 아버지하면 '피터 드러커'를 연상하듯이 내게는 트레이닝의 선구자라고 하면 생각나는 한 분이 있다. 바로 '권오영 마스터 트레이너'이다.

그는 나의 트레이너 스승이다. 그리고 거인의 어깨이기도 하다.

"내가 남들보다 좀 멀리 봤다면 그건 거인들의 어깨 위에 서 있었기 때문이다."

아이작 뉴튼의 말이다. 누군가의 도움을 얻고자 한다면 거인부터 찾아야 하는데, 내가 찾은 트레이닝의 거인은 '권오영 마스터 트레이너'인 것이다. 권 마스터의 어깨 위에서 트레이닝을 바라봄으로써 더욱 시야를 넓힐 수 있었다. 그를 만난 건 인생의 큰 선물이었다. 그의 가르침은 트레이닝의 지각변동을 일으켰다. 현재 권 마스터는 국내 최고의 대우를 받으며 12년간 몸담아 왔던 곳호텔신라 반트/삼성레포츠센터을 홀연히 떠나 30년간의 트레이닝 세월을 반추하며 완벽을 추구하는 길을 걷고 있다.

12년 전 한국에 들어오면서 권 마스터는 오직 한 생각만 했다. 그것은 퍼스널 트레이너로서 일하기 척박한 이곳에서 선구자적 사명을 갖고 인재 양성과 트레이너의 네트워크를 형성하여 세대와 세대를 연결하는 트레이너의 혁명을 일으키는 것이었다. 지금껏 권 마스터의 가르침을 받고 현장에서 일하고 있는 트레이너는 대략 500명 이상에

함께 있으면 좋은 사람들 이야기, 회원과 동료들

이른다. 그런데 그의 가르침을 받은 트레이너들은 공통된 특징들을 갖고 있다. 그것은 어디에 가서도 주눅 들지 않는 프로페셔널 트레이닝을 한다는 것이다.

그가 내세우는 프로페셔널 트레이닝의 원칙은 아래와 같다. 이것만 잘 숙지한다면 누구든 자신감 있는 트레이닝을 할 수 있다.

1. 신체의 무게중심과 뉴트럴Neutral, 근육의 동원 방법등척성, 등장성, 관절의 가동범위ROM를 적절하게 활용하는 것이다. 최적의 힘을 내기 위해선 외부에서부터 들어오는 자극을 몸의 무게중심에 잘 실어야 하고, 어깨와 골반의 바른 자세를 알아야 하는데 그것을 중립뉴트럴 자세라고 한다. 또한 근력을 향상시키기 위해서 버티는 힘등척성과 움직이면서 쓰는 힘등장성이 있다. 그 두 가지 힘을 관절이 움직일 수 있는 범위 안에서 적절히 사용할 수 있어야 한다.

2. 프로페셔널 트레이너는 항상 마인드 셋Mind set을 잘 갖춰야 한다. 그것은 용모, 복장, 태도, 말투 그리고 진정성과 성실성에 대한 요소들이다. 실제로 마인드 셋이 잘 갖춰져야 오랫동안 현장에서 트레이너로서 성공할 수 있다.

3. 회원이 원하는 목적과 트레이너가 회원에게 필요한 부분들을 상담을 통해서 파악하는 것이 중요하고 그 내용을 토대로 프로그램을 작성해야 한다. 회원이 원하는 것만 트레이닝 해서는 나중에 회원들

트레이닝을 토닥토닥

의 만족도를 조사할 때 좋은 점수를 받지 못한다. 회원들이 알지 못했던 부분들에 대해서, 예를 든다면 잘못된 생활 습관으로 인한 자세를 바로잡아 주는 부분들을 함께 고려한다면 더욱 호응도가 높게 나오게 된다. 그리고 상담 시 중요한 부분은 신체의 움직임 평가이다. 평가 항목을 바탕으로 근육의 움직임을 분석하여 회원에게 최적의 프로그램을 작성할 수 있어야 한다.

4. 운동을 위한 프로그램을 계획할 때는 물 흐르듯 지속적인 연결이 필요하다. 가령 상체와 하체의 연결을 담당하는 근육 운동인 플랭크Plank 동작을 지도한 후에 어느 정도 몸의 안정성이 확보되면 하체만 운동할 수 있도록 스쿼트Squat 동작으로 이동하며 스쿼트 동작이 무리 없이 잘 나오면 데드 리프트Dead Lift 동작을 통해 하체와 상체를 모두 사용하고 몸 전체를 이용해 운동할 수 있도록 지도해 나가는 것이다. 이렇게 되면 장기 플랜을 계획할 수 있으며 그리고 어느 시점에서 회원이 트레이닝을 종료해야 하는지도 잘 알게 되어서 수업을 이끌어 나가는 데 많은 도움이 된다.

5. 수업을 진행하면서 회원들의 의지, 시간의 여유, 경제수준, 몸 상태, 나이 그리고 생활환경들이 어떠한지를 상·중·하로 나눠서 기록한 뒤 수업의 진행사항을 적절히 조율해 나가야 한다.

함께 있으면 좋은 사람들 이야기, 회원과 동료들

6. 트레이너의 철학이 트레이닝 속에 녹아 있어야 한다.

권 마스터는 지금은 퇴사하셔서 함께 있지 못하지만, 새로운 곳인 KWONS fitness lab을 오픈하였다. 그는 늘 트레이너가 편하게 쉬고 갈 수 있는 '사랑방' 같은 곳을 만들었으면 하는 바람을 갖고 있었는데 그 소망을 이룬 듯하다. 권 마스터가 KWONS fitness lab을 만들면서 추구하고자 하는 바가 있었다. 그의 말을 인용하면 이렇다.

> "이곳, KWONS fitness lab은 현장에서 근무하고 있거나 트레이너를 준비하는 분들을 위해서 제대로 된 트레이닝을 할 수 있도록 돕는 중 추적 역할을 했으면 한다."

한참 트레이너의 삶의 유한성에 대해서 깊게 고민한 적이 있었다. 언제까지 센터에서 퍼스널 트레이너로서 일을 할 수 있을까에 대해서 회의감이 몰려왔었다. 그런데 그때 권 마스터가 한 말을 듣고 무릎을 치며 공감하며 깊이 깨달았다. 그 당시 권 마스터가 한 말이다.

> "진정한 프로의 마인드가 있다면, 그리고 프로이고자 노력한다면 시간이 지날수록 안정적이고 그 가치가 더한 직업이 퍼스널 트레이너이다."

권 마스터의 올해 나이는 쉰이다. 앞으로 15년은 현장에서 트레이너로 일을 하고 싶다고 분명한 의사를 표명했다. 정말 거인의 어깨에 잘 올라탄 것 같다.

트레이닝을 토닥토닥

07

트레이너도
오케스트라와 같다

　트레이너마다 수업을 진행하는 방법은 다양하다. 내가 근무하고 있는 곳의 퍼스널 트레이너의 성향이 모두 가지각색이다. 매트 운동부터 시작해서 케틀벨 운동에 이르기까지 각자의 장점을 살려서 수업을 이끌어 간다. 그러나 회원의 욕구를 충족시키는 목적에 있어서는 동일하다. 공자의 '화이부동和而不同'이라는 표현처럼 목적을 이루기 위해서 서로 뜻을 같이하되 자신이 추구하는 원칙과 원리를 잃지 않아야 한다.

　어느 순간 내가 적용하고 있는 수업 내용도 하나의 틀 안에서 원칙성과 통일성을 이루며 진행됨을 깨닫게 되었다. 처음 회원을 만나서 퍼스트 미팅을 통해 회원의 전반적인 생활 습관운동, 식사, 활동과 몸의

함께 있으면 좋은 사람들 이야기, 회원과 동료들

상태를 분석한다. 분석한 자료를 바탕으로 프로그램을 작성하고 3개월간의 운동 플랜을 만든다.

대학 시절 첫 수업 때 교수님께서 강의 계획서를 나눠 주면서 앞으로 한 학기 동안 배워야 할 내용들을 간단하게 설명해 주듯이 나 또한 본격적인 트레이닝에 앞서 3개월간의 수업 진행 사항을 회원에게 요약해 준다. 단계별로 운동의 강도, 빈도, 종류, 시간이라는 변수를 고려하여 트레이닝이 진행될 것을 사전에 말해줌으로써 회원과의 상호 커뮤니케이션을 형성한다.

운동의 종류는 유산소성 운동과 무산소성 운동 그리고 유연성으로 크게 나눌 수 있는데 나는 이 세 가지 운동 종류를 포함한 프로그램을 작성한다. 그런데 요즘은 자세의 밸런스를 중요하게 생각하는 회원들이 많아서 자세 교정 프로그램도 함께 고려하고 있다.

유산소성 운동은 '카보넨 공식'을 통해 목표 심박수Target Heart Rate를 설정하고 계획된 날짜에 맞춰 평가를 하고, 평가를 통해 운동 강도의 변화를 주고, 변화된 내용들에 대해서 회원에게 자세히 설명해 준다. 유연성 운동은 미리 평가한 것을 바탕으로 유연성이 필요한 부위를 스트레칭 할 수 있도록 적절한 동작을 가르쳐 주고 주의 사항을 설명해 준다. 그런데 전혀 관절의 가동 범위가 나오지 않는 신체 부위는 혼자의 힘으로는 역부족이기에 유연성 프로그램트레이너의 도움을 받는 수동적 스트레칭을 만들어 적용해야 한다.

무산소성 운동은 저항운동이다. 웨이트 머신과 덤벨과 바벨 그리고 또 다른 중량을 이겨내야 비로소 원하는 근육을 가슴과 다리 그리고 복부에 새길 수 있게 된다. 그러나 저항운동을 하기 전에 반드시 병행해야 하는 운동이 있다. 나는 이 운동 방법을 반려 운동Companion Exercise이라 부른다. 나중에 '기초 운동'을 말할 때 자세히 살펴보겠지만, 반려 운동이라고 명명한 세 가지 이유가 있다.

첫 번째, 관절에 부담이 없는 운동이다. 체중을 지지하지 않는 운동이기 때문에 중력의 압박을 위해 관절이 버틸 의무가 없다.

두 번째, 코어 머슬, 척추, 골반 그리고 고관절의 움직임을 개선시킬 수 있다.

세 번째, 어디서나 할 수 있으며 매일매일 해도 무리가 없는 운동이다.

보통 사람의 몸 중에서 힘을 생산해 내고 흔들림 없이 안정성을 유지해야 하는 부위가 있다. 그것을 'Core Muscle' 또는 'Power House Muscle'이라고 부른다. 마치 이곳은 태풍의 눈처럼 엄청난 에너지를 만들어 내는 공장과도 같다. 그래서 우리는 축구선수나 육상 선수들이 필드에서 코어를 단련하는 동작들을 자주 보게 된다. 사지의 역동적 움직임을 위해선 몸통이 안정되고, 강한 힘이 있어야 한다.

코어 운동과 함께 골반 및 고관절의 움직임과 자세를 교정하는 것도 저항운동 및 경기력을 향상시키는 데 중요한 요소다. 지금은 은퇴하였지만 역도의 장미란 선수의 동작을 분석한 결과, 한쪽 어깨의 불

함께 있으면 좋은 사람들 이야기, 회원과 동료들

균형으로 인해 원하는 무게를 들 수 없게 됨을 알고 자세 교정을 실시하였다. 또한 마린보이 박태환 선수도 양쪽 어깨의 높낮이를 교정하고서 경기력이 향상되었다. 이처럼 코어 머슬과 척추 및 골반 그리고 고관절의 움직임을 개선시키는 운동은 저항성 운동을 하는 데 있어서 필수 불가결한 것이다.

　나는 수업을 받는 모든 회원에게 짧게는 한 달, 길게는 3개월 동안 '반려운동'을 진행한다. 반려운동의 동작들이 어느 정도 익숙해지면 서서 하는 운동을 진행하는데 반려운동을 하고 나면 확연히 코어와 고관절의 움직임이 많이 개선됨을 볼 수 있다.
　회원의 성향은 너무도 다양하다. 단계별로 진행하고자 하는 회원도 있고 앞뒤 다 자르고 근육을 만들기 원하는 회원도 있다. 회원의 욕구를 고려하여 트레이닝을 진행하는 것이 무엇보다 중요한 사항이지만 트레이너가 세워 놓은 원칙을 무시한 채 회원에게 끌려가는 트레이닝을 하게 된다면 자신만의 트레이닝 체계를 확립하는 데 어려움을 느끼게 될 것이다. 자존감 있는 트레이닝이 필요하다. 원리와 원칙이 있는 트레이닝은 자존감을 높여 준다. 내게 있어서 반려운동이 그렇다.

　어느 날 흐뭇한 광경을 보게 되는데, 내게 개인 트레이닝을 받은 회원들이 이곳저곳에서 반려운동을 하고 있을 때다. 공자의 화이부동은 오케스트라의 연주와 같다. 서로 다른 악기로 연주하지만 하나

트레이닝을 토닥토닥

의 하모니로 듣는 사람들로 하여금 심금을 울린다. 트레이닝도 마찬가지다. 케틀벨을 이용하든, 덤벨을 사용하든, 아님 필라테스 동작을 통해서든, 방향은 회원의 '원트Want'에 향해 있어야 한다.

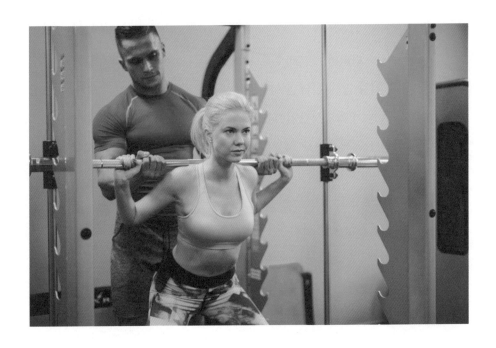

함께 있으면 좋은 사람들 이야기, 회원과 동료들

08
펀FUN을 추구하는 기르보이

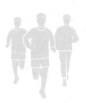

트레이너가 되려면 기본적으로 자격증을 취득해야만 한다. 그 당시 공부할 때 가장 많이 들었던 이론이 있다. 그것은 운동처방의 요소로서 강도, 종류, 빈도, 시간이라는 용어이다.

트레이너가 프로그램을 계획할 때 이러한 운동처방의 요소를 참고하게 된다. 그리고 대상에 따라 차이를 두어 적용해야 한다. 가령 웨이트 트레이닝인 근력운동을 처음 해보는 회원에게 강도를 고려하지 않고 무작정 힘들게만 시키게 되면 그 회원은 근력운동이 힘들고 고통스런 운동이라는 생각을 하게 되어 더 이상 운동을 하지 않게 될 것이다.

또한 체중감량을 위한 다이어트를 목적으로 유산소성 운동을 하고 싶은 회원에게 일주일 내내 근력 운동만 시키면 원하는 목표를 효율적으로 이룰 수가 없게 될 것이다.

빈도 또한 마찬가지다. 눈코 뜰 새 없는 바쁜 직장인에게 일주일에 세 번씩, 그것도 하루에 오전과 오후 두 번씩 와서 근력 운동을 해야 몸짱이 될 수가 있다고 강요한다면 하루 일과가 엉망진창이 될 것이다.

그래서 운동 프로그램을 계획할 때 회원 각각의 욕구와 조건에 맞게 운동처방의 요소인 강도, 종류, 빈도, 시간을 적용해야 할 것이다.

그런데 여기서 한 가지 더 보탤 요소가 있다. 그것은 재미Enjoy이다. 예전에는 운동에 대한 생각은 'No pain, No gain'이라는 표어처럼 심장이 터질 듯, 근육이 찢어질 듯 힘든 상황을 극복해 내는 것이었다. 그것을 운동의 정석이라 여겼다. 하지만 요즘 피트니스 센터에 가면 그렇게 운동기구와 처절한 한판 승부를 하는 사람들은 드물다. 시대가 바뀌었다. 사람들의 의식수준에 변화가 생긴 것이다.

사람의 마음을 움직이는 것은 재미이다. 그래도 효과가 있다면 참을 만하지만, 효과도 없으면서 지루하기까지 하면 그것은 용서가 되지 않는다. 많은 사람들이 기왕이면 재미있게 운동을 하고 싶어 한다. 재미있게 무언가에 빠지게 되면 효율성은 당연히 따라오게 되어있다.

이러한 시대 흐름에 맞게 피트니스 시장도 조금씩 변화의 물결을 타고 있다. 다양한 운동 방법들이 생겨난 것이다. 그중 미국에서 선풍적으로 인기를 끌고 있는 운동법이 '크로스 핏'이다. 이 운동만을

함께 있으면 좋은 사람들 이야기, 회원과 동료들

하기 위한 피트니스 센터가 따로 있을 정도다. 한국에서도 많은 사람들이 이 운동을 하고 있다. 하지만 제한사항이 있다. 부상이 없는 신체 건강한 사람들만 가능하다. 노약자나, 약골이나, 관절염에 시달리는 사람들은 즐길 수 없다. 운동 동작들이 죄다 화려하고 큰 근육들을 사용해야만 한다. 쉬는 시간도 없이 주어진 운동 동작을 수행해내야만 한다.

내가 근무하고 있는 센터에서도 이러한 추세에 발맞춰서 다양한 운동 방법으로 회원을 지도하고 있다. 그중에 한 트레이너는 '케틀벨 Kettlebell'이라는 운동기구를 능수능란하게 다룰 줄 안다. 그래서 함께 일하고 있는 트레이너들은 그를 '기르보이 트레이너'라고 부른다. 기르보이는 케틀벨을 뜻하는 러시아어 '기르'에서 온 말이다. 또한 같이 쓰는 말이 SFG Strong First Girya이다.

그는 센터 트레이너 중에서 키가 제일 작다. 외모는 체조 선수를 연상할 수 있다. 다부진 체격에 온몸이 근육이다. 물론 케틀벨 운동만 해서는 그런 근육을 만들 수는 없겠지만 그의 탄탄한 근육에서 뿜어져 나오는 케틀벨 운동 동작은 너무도 매력적이다. 최근에 케틀벨 대회를 준비한다고 체력 단련실직원용 헬스장에서 케틀벨 들어올리기역도의 용상과 비슷하다 연습에 구슬땀을 흘리고 있는 모습을 자주 보곤 한다.

그가 들어 올리는 무게는 한쪽에 24kg이다. 양쪽 48kg을 리드미컬하게 흔들다가 순식간에 들어서 가슴에 걸쳐 놓는다. 짧고 긴 호

트레이닝을 토닥토닥

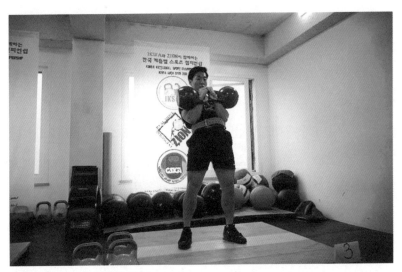
케틀벨 대회에 나선 기르보이 트레이너

흡을 몇 차례 가다듬고선 순식간에 팔을 번쩍 펴면서 머리 위로 들
어 올린다. 그렇게 10분 동안 30회를 반복하고는 내려놓는다. 나는
24kg의 케틀벨을 들고 똑같이 동작을 시도하려고 했다. 그런데 도저
히 들 수 없는 무게였다. 기술적 무지함도 있었지만 손끝에서 전달되
는 무게감이 적지 않게 부담스러웠다. 그렇게 열심히 준비한 기르보
이 트레이너는 그 해 케틀벨 대회의 68kg 체급에서 10분 동안 20kg
케틀벨로 78번을 들어올려 1등을 차지했다.

케틀벨 동작은 유산소성 운동과 웨이트 운동을 동시에 할 수 있는
효과뿐 아니라 다양한 움직임을 만들 수 있어서 지루하지 않다. 그러

함께 있으면 좋은 사람들 이야기, 회원과 동료들

한 특성에 따라 많은 센터나 개인 스튜디오에서 케틀벨 운동이 유행처럼 번져가고 있다. 또한 병원이나 재활센터에서도 케틀벨을 이용한 재활 운동 프로그램을 진행할 정도로 다양하게 사용되고 있다.

몇 년 전만 해도 헬스클럽에 가면 여성들은 유산소 기구와 스트레칭 하는 곳에만 주로 있었는데 요즘은 웨이트 존Weight Zone에서도 많은 여성들이 케틀벨을 사용하여 근육을 키우거나 다듬기 위해 운동을 한다.

기르보이 트레이너는 케틀벨뿐만 아니라 클럽벨, 프라이멀 무브, 태극권 등 다양한 운동 방법들을 할 수 있는 자격증을 소유하고 있다. 또한 회원을 지도할 때도 그러한 운동 동작들을 적용하여 트레이닝을 재미있게 진행하고 있다.

운동 처방의 요소로서 '재미'는 이제, 없어서는 안 될 만큼 중요성이 크게 부각되고 있다. 기르보이 트레이너는 시대적 흐름에 부합되는 트레이닝 기술을 갖추고 있어서 함께 근무하는 트레이너들에게 신선한 바람을 불어 넣어 주고 있다.

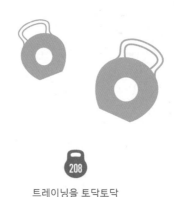

트레이닝을 토닥토닥

불혹의 노익장

　내가 다니고 있는 센터에는 마흔이 넘은 트레이너가 세 명 있다. 이 중엔 나도 포함된다. 나를 비롯한 두 명의 트레이너들은 대학교를 졸업한 이후에 현재에 이르기까지 온전히 트레이너의 길을 걸어온 사람들이다. 경험이 많은 사람들을 빗대어 하는 말인 산전수전을 겪은 이들이라 볼 수 있다. 그들을 거쳐 간 회원들만 해도 몇 백 명이 넘을 듯하다. 수업을 받은 회원들의 만족도 또한 높은 편이다.

　세 명의 트레이너들은 모두 가정을 이루고 있다. 특히 세 명 중 한 명은 여성 트레이너이다. 그녀는 올해로 마흔 셋이다. 그녀는 지금 근무하고 있는 곳이 첫 직장이요 마지막 직장이다. 대학교를 졸업하고 이곳에서 일을 했다. 트레이너의 레전드라 할 수 있다.

처음 근무할 때는 직원으로 일을 했다. 퍼스널 트레이너인 프리랜서로 일을 한 시기는 결혼^{이곳 직원이었던, 지금은 같은 계열사 그룹장으로 근무 중}을 하고 나서부터다. 10년은 직원으로, 10년은 프리랜서로 말이다. 10년간 직원으로서 일을 한 그녀는 호텔의 서비스 마인드가 완전히 몸에 배어 있다. 상냥한 미소와 공손한 태도가 일품이다. 그녀에게 수업을 받고 있는 회원은 80%가 5년 이상 된 장기 고객이다. 중학교 때 수업 받았던 회원이 결혼해서까지도 여전히 수업을 받고 있을 정도다.

훌륭하고 능력 있는 트레이너는 과연 누가 평가할 수 있는가? 옆에 있는 동료들이 평가할 수 있을까, 아니면 트레이너를 교육하는 마스터 트레이너가 평가할 수 있는가?

내가 생각하기에는, 자신에게 수업을 받고 있는 회원이 인정하는 트레이너가 진정 훌륭하고 능력 있는 트레이너라 할 수 있다. 회원의 성향을 잘 파악하여 안전하고 재미있고 목적에 맞는 트레이닝을 하는 것이 무엇보다도 필요하다. 또한 회원의 컨디션은 그날그날 다르기 때문에 트레이너가 계획한 대로 단독으로 수업을 진행해서도 안 된다. 이론과 실기가 따로 분리된 트레이닝을 하는 것도 곤란하다.

그녀가 트레이닝을 하는 것을 보고 있으면 마치 흐르는 물과 같다. 막힘없이 부드럽다. 한 시간의 수업내용이 머릿속에 정립이 되어 지루할 틈 없이 자연스럽게 동작들이 연결된다. 운동 동작은 그리 어려운 것은 없다. 하지만 회원의 특성에 맞게 잘 녹여서 필요한 움직임들로만 구성되어 있다. 이러한 트레이닝은 기존에 나와 있는 책을 봐

트레이닝을 토닥토닥

서는 터득하기 힘들 것이다. 세월의 흔적인 1만 시간 이상의 수업을 하고 나서야 비로소 체득할 수 있는 기술이다.

회원의 가려운 곳이 어디이고 무엇을 원하는지 잘 알고 있어서 서비스 마인드가 빼어난 그녀는 아직도 주부 트레이너로서 전문가의 일익을 담당하고 있다.

요즘 센터에서도 여성 트레이너를 찾는 회원들이 많아졌다. 여성의 특유의 섬세함과 깔끔한 외모는 수업을 받는 회원을 편안하게 해 준다. 여성 트레이너들이 능력을 인정받고 롱런할 수 있는 시스템과 전문성을 갖출 수 있기 위해서는 결혼을 해서도 꾸준히 자신의 영역을 잘 감당하는 트레이너들이 많아져야 할 것이다. 그녀처럼….

또 한 명의 불혹을 소개하고자 한다. 그의 나이는 올해 마흔 둘이다. 처음 시작한 일은 수영 강사였다. 그런데 지금은 수영을 제일 못한다고 너스레를 떤다. 그는 전형적인 수영 선수의 몸을 지니고 있다. 넓은 어깨와 긴 허리. 어깨가 넓어서 상체 운동을 하면 금세 근육이 부풀어 오른다. 그러나 긴 몸통으로 인해 복근과 허리 운동을 가장 힘들어한다.

하지만 신체적 불리함을 극복하고 꾸준한 자기 관리로 몸의 핸디캡을 이겨 냈고 더 나아가 자신만의 몸통 운동법을 체계화하여 회원들에게 쉽고 재미있게 지도하고 있다. 언젠가 내가 물은 적이 있다.

"선생님은 왜 수영 그만두고 피티^{퍼스널 트레이너} 하세요?"

그는 1초도 생각하지 않고 바로 답을 했다.

"빤스 그만 입고 싶어서요."

수영이 그에겐 적성에 맞지 않았던 것도 있겠지만 나이 들어서 더 안정적인 직장에서 일을 하고 싶은 마음이 더 컸으리라 여겨진다. 그렇다고 수영 강사의 일이 불안정한 직업은 아니지만 그 당시 그에겐 그렇게 다가왔었나 보다.

그렇게 수영 강사를 그만두고 그는 퍼스널 트레이너가 되기 전에 병원에서 재활에 관련된 일과 공부를 시작했다. 아무것도 모르는 분야이기에 뼈를 깎는 노력을 했을 거라 짐작하는 것은 무리는 아닐 듯하다. 병원에서의 경험을 쌓고 그는 더 자유로운 곳에서 다양한 운동 재활을 하고 싶었다. 그래서 선택한 곳이 대형 스포츠 센터였다. 지금은 이곳에서 제일 잘나가는 퍼스널 트레이너로 정평이 났다. 회원의 반응도 뜨겁다. 그와 트레이닝을 받은 회원이 자신의 식구들과 지인들을 데리고 와서 함께 수업을 받을 정도다.

트레이너로 일하면서 가장 보람되고 뿌듯한 것은 자신이 수업한 회원이 다른 사람을 소개하는 경우다. 세스 고딘의 『보랏빛 소가 온다』라는 책에서 말하는 구전 마케팅의 전형적인 모습이다. 책의 내용을 들여다보면,

"아주 좋은 것 그 이상의 리마커블Remarkable한 제품을 만들어서 소수 계층을 공략함으로써 자연스럽게 입소문이 퍼지게 해 결국에는 광범위한 대중에게 영향을 미치도록 유도하는 마케팅이다."

트레이닝을 토닥토닥

요즘 잘나가는 회사도 TV 광고보다는 리마커블한 제품을 창조하고 충성스러운 소수 고객을 통해 효율적으로 전해지는 구전 광고를 더 선호한다. 마치 작은 것을 쓰러뜨린 것을 시작으로 큰 힘을 얻어 나중엔 처음 쓰러뜨린 것보다 100배 이상의 큰 것을 무너뜨릴 수 있는 '도미노 효과'처럼 말이다.

그는 병원에서 근무한 경험을 토대로 리마커블한 트레이닝 방법을 고안해 냈다. 그 방법은 BMT^{Body Movement Training}로서 스쿼트, 런지, 데드 리프트 등의 운동 동작을 통해 바른 움직임 패턴을 설명해 주고 이러한 운동을 원활하게 수행할 수 있도록 단계별로 프로그램화 시킨 것이다. 그의 운동 방법인 BMT는 하나의 스토리다. 소설처럼 기승전결이 있다. 분명 처음과 끝의 몸의 변화는 확연히 드러난다. 회원들은 "그 다음의 수업 내용은 무엇일까?" 기대하면서 수업을 기다릴 정도다^{직접 알아본 것은 아니지만 느낌으로 알 수 있다}.

현재, 그는 자신의 운동 방법인 BMT를 트레이너 지망생들에게 강의를 통해 전하고 있다. 차후에 그의 수업을 들은 지망생들이 센터에서 수업을 진행하면서 BMT를 활용하는 모습을 기대해 본다.

함께 있으면 좋은 사람들 이야기, 회원과 동료들

10
외모로 먹고 사는
얼굴 마담

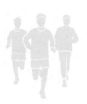

　어느덧 퍼스널 트레이너로서 근무한 지 10년이 되었다. 처음엔 나를 포함한 세 명이 퍼스널 트레이너의 전부였다. 그런데 지금은 9명이 늘었다. 새로 들어온 트레이너는 올해로 26살이다. 그러니깐 나와 14살이나 차이가 난다.

　센터에 걸려 있는 트레이너 이력사항을 전체적으로 업그레이드하는 작업을 했다. 그런 연유로 프로필에 들어갈 사진도 다시 찍게 되었다. 현재 사진은 10년 전 모습이다. 사진에서 파릇파릇 젊음의 냄새가 났다.

　프로필에 들어갈 사진을 찍기 위해서 스튜디오가 있는 청담동까지

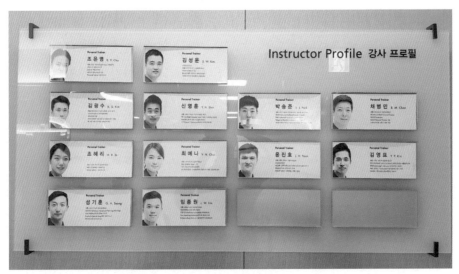

경력 10년차인 나는 강사 프로필 중 가장 상단에 있다

직접 찾아갔다. 나는 예전에 고수했던 얼굴마담의 위용을 뽐내고자 자신 있게 사진사가 지시하는 포즈대로 자세를 취했다. 수십 번의 셔터가 찰칵거리니 마치 잘나가는 한류 스타처럼 느껴졌다.

며칠이 지나고 드디어 프로필에 들어갈 사진이 왔다. 어떻게 나왔을까 기대하고 파일을 클릭했다. 많은 트레이너들이 자신의 얼굴을 기대하며 모든 시선이 모니터에 쏠려있었다. 파일이 열리고 내 얼굴을 확인한 후 모든 사람들이 합심하여 파안대소를 했다. 실제 잘생긴 내 모습과는 너무도 다르게 나왔다. 그야말로 '영구'였다. 나는 즉시 스튜디오로 전화를 걸었다. 그런데 사진사에게 더 충격적인 말을 들었다.

함께 있으면 좋은 사람들 이야기, 회원과 동료들

"찍은 사진 중에서 제일 상태가 좋은 걸로 골랐는데요!"

전문가의 눈으로 엄선하여 골랐다니 뭐라 할 말이 없지만 그래도 이건 너무했다. 나는 이번 '영구' 사진 사건 이후로 사진 찍기에 트라우마가 생겼다. 쉽게 치유되기 어려울 듯싶다. 그리고 10년간 고수해 왔던 얼굴마담을 더 이상 이어갈 수 없게 되었다. 동안 클럽에서도 이젠 받아주지 않을 것 같다. 나이가 들면 왜 사람들이 사진 찍기를 꺼리는지 이제 알 것 같다.

링컨이 그랬던가. '남자 나이 마흔이 넘으면 얼굴에 책임을 져야 한다고.'

함께 근무하는 트레이너 중에서 연예인처럼 자신의 몸을 잘 가꾸는 부류가 있다. 그들을 일컫는 말은 '얼굴마담'이다. 향긋한 향수에 말끔한 헤어스타일 그리고 깔끔한 옷차림으로 보는 사람들로 하여금 기분을 좋게 만든다.

그들의 식사 습관도 본받을 만하다. 탄수화물을 줄이고 단백질을 보충하여 적절한 포만감을 유지함으로써 식사량을 조절한다. 운동 또한 가까운 헬스클럽을 등록하여 수업이 없는 공강 시간에 주 3회 이상 꾸준하게 근육운동과 유산소성 운동을 한다.

사실 수업을 하면서 틈틈이 개인 운동을 하는 것은 보통의 노력 갖고는 지속하기 매우 어려운 일이다. 퍼스널 트레이닝은 1시간 동안 오직 한 사람에게 집중해야 하기 때문에 마음의 부담감이 크다. 그렇

트레이닝을 토닥토닥

게 하루 동안 5세션 이상 진행하게 되면 온몸이 녹아내리는 듯 피로감이 쌓이게 된다. 그러한 가운데 개인 운동까지 한다는 것은 언감생심, 엄두도 못 낼 일이다.

얼굴마담 트레이너는 서비스 마인드까지 투철하다. 늘 공손하고 상냥한 말투가 인상적이다. 게다가 수업도 매끄럽게 진행을 잘하여 재등록률도 상당히 높은 편이다. 트레이너의 몸과 외모는 회원을 어필할 수 있는 좋은 마케팅 방법이다. 누구나 제일 먼저 호감을 느끼는 것은 그 사람의 용모와 태도다.

여기 두 종류의 비행기가 있다고 가정해 보자. 하나는 정비를 잘하여 깨끗하고 튼튼해 보이는 비행기가 있고 다른 하나는 녹슬고 낡아서 매우 더럽다. 그런데 엔진은 모두 똑같은 연식이다. 당신은 이 둘 중에 어느 비행기를 타고 싶은가? 그리고 어느 비행기가 더 튼튼해 보이는가? 당연히 후자인 외관이 좋은 비행기를 선호할 것이다.

우스갯소리로 '트레이너는 남을 운동시켜 주는 사람이지 운동을 하는 사람은 아니다'라고 말하곤 한다. 틀린 말은 아니다. 하지만 자신이 운동을 하지 않고선 절대로 다른 사람에게 운동을 가르쳐서는 안 된다고 생각한다. 트레이너가 운동을 하지 않고 회원에게 운동을 지도한다는 것은 매우 위험한 발상이요, 게으른 트레이너라고 말할 수 있다. 그것은 마치 교수가 연구 활동을 하지 않고 학생들에게 죽은 이론을 가르치는 것과 마찬가지인 것이다. 먼저 지도할 운동 동작을

함께 있으면 좋은 사람들 이야기, 회원과 동료들

본인이 직접 체험하고 그 운동에 대한 장단점을 파악한 후 회원들에게 가르치는 것은 트레이너가 마땅히 해야 할 바인 것이다.

내가 근무하고 있는 센터는 회원과 같은 공간에서 자율 운동을 할 수 없게 되어 있다. 예전엔 가능했다. 장단점이 있을 듯하다. 회원의 입장에서는 회원의 공간을 침범하지 않기 때문에 보다 편하게 운동할 수 있는 장점이 있으나, 그와 반대로 트레이너와 함께 운동함으로써 동기부여를 받거나 그 트레이너의 운동 실력을 평가하는 데 있어서 참고할 수 있는 기회가 없다는 것이 단점이 될 듯하다.

실제로 회원과 함께 운동을 했던 그 당시에는 내게 직접 수업을 받고 싶다고 한 경우가 많았다. 그 운동을 하면 회원 자신도 트레이너의 몸을 가질 수 있다는 강한 확신을 갖게 되는 모양이다. 지금은 그 당시만큼 운동을 많이 하고 있지 않지만 트레이너는 회원에게 몸으로 어필할 수 있어야 한다.

트레이너라면 좋은 실력을 갖춘 것 이면에 자기 관리를 잘하여 팔방미인이 되어야 할 것이다. 그것은 또 다른 경쟁력인 것이다. 이것은 트레이너로서 일을 하는 동안 피할 수 없는 책무와도 같다.

트레이닝을 토닥토닥

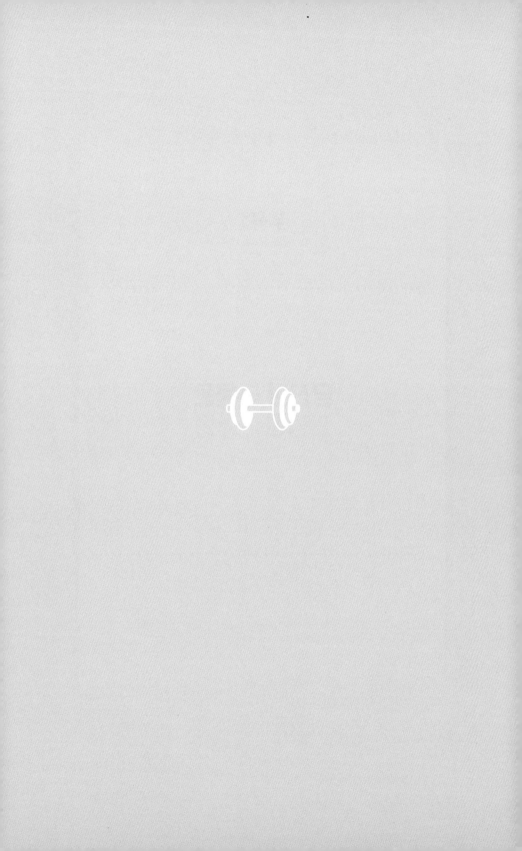

부록1

당신의 근육은
안녕하신가요

01

여러분은 어떤 운동을 하고 계신가요?

　내게 수업을 받고 있는 회원 중에 근력 운동의 효과를 톡톡히 본 분이 계신다. 그분의 나이는 예순이 훌쩍 넘으신 인생 대선배다. 그가 젊었을 때는 스포츠 센터라는 곳을 거의 찾아보기 힘들었다고 말씀하시면서 차선책으로 집에서 아령과 웨이트 기구를 사서 운동을 했다고 하셨다. 그런데 어느 날 벤치 프레스가슴과 삼두박근을 키우는 운동 기구를 하다가 어깨에 심한 통증을 느껴 그 뒤론 근력 운동을 하지 않았다고 한다. 그렇게 근력 운동의 트라우마는 30년 이상 흘렀을 4년 전까지 이어졌다. 그러던 어느 날 매스컴을 통해 근력 운동의 중요성을 깨닫게 되면서부터 집 근처 스포츠 센터를 등록하고 조심스럽게 근력 운동을 시작하셨다고 한다.

　4년의 세월 동안 매주 두 번에서 세 번 꾸준히 개인 트레이너의 도움을 받으며 근력 운동을 계속하시다가 현재는 내게 수업을 받고 있다. 지금도 일주일에 세 번에서 많으면 네 번을 근력 운동에 전념하고 계신다.

　얼마 전 종합 검진을 받으셨는데 신체 나이가 50세로 나왔다면서 너무 흐뭇해하셨다. 실제로 운동을 지도해 보면 근력이 좋다. 턱걸이친 업와 팔굽혀 펴기푸시 업도 젊은 사람들 못지않게 잘하신다. 그 회원님은 늘 나만 보면 하시는 말씀이 있다.

　"근육 운동을 해야 내장이 좋아지고 신진대사가 왕성해져서 내장이 튼튼해지거든. 걷는 것보다 근육운동을 해야 해."

『의사들이 말해주지 않는 건강 이야기』를 쓴 홍혜걸 의학 전문기자는 운동 목적에 따라 운동을 세 가지로 분류할 수 있다고 말한다. 즉 신경을 위한 운동, 혈액을 위한 운동, 그리고 근육을 위한 운동이다.

이 세 가지 운동은 운동의 강도에 따라 나뉘게 되는데, 첫 번째 신경을 위한 운동은 심장이 가볍게 뛰는 정도의 저강도 운동이다. 보통 사람은 1분간 60~100beat 범위의 심박수를 유지한다. 신경 운동은 100beat 안의 운동 강도를 유지하는 것이다. 여기서 말하는 신경은 '운동신경'이 아닌 '자율신경'이다. 자율신경 중 부교감신경_{긴장된 근육}_{을 풀어줌}의 리듬을 회복시키는 것이 운동의 주목적이라 할 수 있겠다. 그러니깐 저녁 식사 후 동네 공원을 강아지와 함께 산책하는 정도의 강도면 가능하다.

두 번째 혈관을 위한 운동은 중간 강도의 운동이다. 혈액의 흐름을 망치는 주범인 혈압과 혈당 그리고 콜레스테롤의 수치들을 최적에 가깝게 유지시킬 수 있도록 하는 것이 포커스다. 깨끗한 혈관을 만들기 위한 운동 강도는 쉽게 표현하자면, 러닝머신을 타면서 옆 사람과 가벼운 대화는 가능한데 혼자 노래는 부르지 못하는 정도다. 그러니깐 운동을 마치면 윗옷이 땀에 배일 정도는 돼야 한다. '보그 스케일'의 자각 인지도로는 RPE 지수 12~16정도면 무난하다.

참고로 '보그 스케일'의 자각인지도^{RPE}의 수치는 6~20까지로 나눌 수 있는데 곱하기 10을 하면 심박수와 거의 일치한다. 그래서 RPE

트레이닝을 토닥토닥

지수 12는 심박수 120beat, RPE 지수 16은 심박수 160beat, 그리고 RPE 지수 20은 심박수 200beat 정도의 강도라 말할 수 있겠다. 아래의 보그 스케일의 표를 참고하기 바란다.

| 보그 스케일 구간표

15 Point Borg Scale	
6	20% effort
7	30% effort − Very, very light (Rest)
8	40% effort
9	50% effort − Very light − gentle walking
10	55% effort
11	60% effort − Fairly light
12	65% effort
13	70% effort − Somewhat hard − steady pace
14	75% effort
15	80% effort − Hard
16	85% effort
17	90% effort − Very hard
18	95% effort
19	100% effort − Very, very hard
20	Exhaustion

세 번째, 근육을 위한 운동인데 운동 강도는 고강도이다. 주로 무산소 운동웨이트 트레이닝을 말한다. 덤벨아령과 바벨쇠로 된 긴 바 및 각종 운동 기구들을 가지고 5RM^{Repetition Maximum : 최대 반복 횟수} 미만부터

12RM 이하, 또는 12RM 이상으로 3세트 이상 지속하는 운동 방법이다. 휴식시간은 반복 횟수에 따라 30초[12RM 이상], 1분[12RM 이하], 2분[5RM 미만] 정도이다.

즉 벤치프레스를 15회를 들고 16회 때는 들지 못했다면 최대 반복 횟수[RM]는 15RM이 되는 것이고, 휴식은 30초를 취하면 된다. 아래의 도표를 참고하면 좋을 것 같다.

트레이닝 목표에 따른 운동량 부여		
트레이닝 목표	목표반복 횟수(RM)	휴식시간
근력	1~5	2~5분
근비대	6~12	30~90초
근지구력	12회 이상	30초

최근 미국심장협회[AHA, American Heart Association]는 심혈관계 질환 예방을 위해 일주일 동안 중간 강도 운동을 150분 이상 하거나 고강도 운동을 75분 이상 하라고 권장하고 있다.

또한 메이오 클리닉 저널[Mayo Clinic Proceedings]에 실린 논문에 따르면 일주일에 1~2번 누적시간 50분 정도의 달리기만으로도 암, 뇌졸중, 고혈압, 골관절염의 위험률이 현저히 낮아진다고 밝혔다. 건강을 위한 세 가지 운동은 이제 해도 되고 안 해도 되는 선택 사항이 아닌 반드시 해야만 하는 필수 사항인 것이다.

트레이닝을 토닥토닥

내게 수업을 받고 있는 그 회원의 운동은 '근육을 위한 운동'으로서 고강도에 속한다. 그리고 틈틈이 필드를 걸으며 골프를 즐겨 하고 있으니 '신경을 위한 운동'도 하고 있는 셈이 된다. 몸도 튼튼 마음도 튼튼하셔서 무병장수하시길 바라는 바이다.

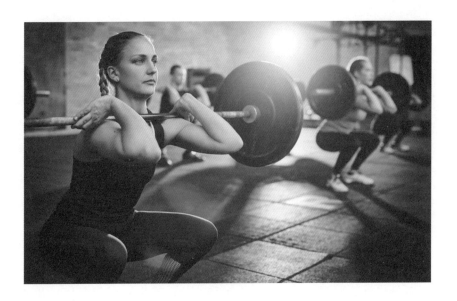

부록 1. 당신의 근육은 안녕하신가요

02

몸을 만들려면 기초 운동부터 시작하자

미래의 피트니스 모델의 혁신은 '움직임의 올바른 이해'가 될 것이라고 함께 근무하고 있는 한 트레이너는 뜬금없는 내 질문에 주저 없이 답을 했다.

요즘 움직임^{Movement}이라는 단어는 피트니스 시장에서 큰 반향을 일으키고 있다. 갓난아이들의 움직임과 동물들의 유연한 움직임을 관찰하여 기본 움직임을 강조하는 분야를 비롯하여, 미국에서 큰 흥행을 이루고 있는 '크로스 핏'의 화려한 동작을 통하여 움직임을 일으키는 분야까지 각양각색이다.

과거 피트니스는 단지 할리우드 배우 아놀드 슈워제네거와 같은 몸을 만들기 위해 모든 감각을 집중했다. 그리고 운동만으로는 그러한 몸을 만들 수 없다는 영양학에 관한 보고서를 들이밀면서 보충제의 시장을 확대시켰다. 그 결과 운동과 보충제는 악어와 악어새의 관계로까지 친밀하게 이어져서 오늘날에도 근육과 보충제는 탄력 있는 몸을 만들기 위한 황금률로 자리 잡고 있는 실정이다.

그런데 한 가지 놀라운 사실은 큰 근육을 만들기에 전념했던 사람이 축구나 농구를 할 경우엔 전혀 동작에 대한 기능이 나오지 않는다는 것이다. 비근한 예로 근육질의 몸을 갖고 있는 사람이 자동차 밑에서 쪼그리고 볼트나 너트를 풀고 조이는 일에 손을 벌벌 떤다는 것이다. 섬세한 근육과 소근육의 조절력이 제대로 작동하지 못하는 경우다. 또한 모든 사지를 제대로 움직일 수 있도록 힘을 생산해 내는 몸통 근육인 코어 근육의 안정성이 떨어지기 때문이다. 한마디로 힘 조절이 안 되는 것이다.

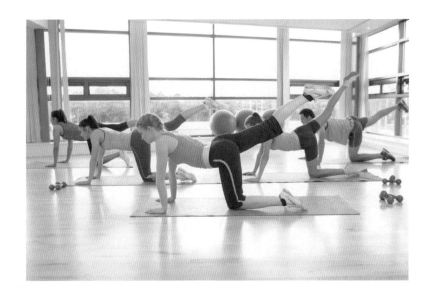

　최근 필라테스가 많은 사람들에게 인기를 끌고 있다. 남녀노소 할 것 없이 개별성의 원리에 입각하여 맞춤형 운동을 할 수 있어서 좋다. 그리고 무엇보다도 필라테스 운동의 매력은 호흡을 통한 파워 하우스 근육인 상체와 하체를 연결해 주는 부위를 집중적으로 강화하는 데 있다. 단지 미적인 부분을 위해 몸통 근육을 발달시키는 것이 아

부록 1. 당신의 근육은 안녕하신가요

닌 몸의 움직임을 제대로 활성화시키기 위해서 필요한 것이다.

'조셉 필라테스'가 만든 필라테스 동작은 현재 매스컴의 발달과 더불어 많은 곳에서 활용하고 있다. 그중에 매트 운동이라고 일컬어지는 동작들을 하나씩 수행해 나가다 보면 어느새 이마에 땀방울이 맺힐 정도로 힘이 들고 많은 에너지가 필요하다는 것을 느낄 수 있게 된다.

중요한 것은 움직임인데 더 중요한 것은 제대로 된 움직임이다. 잘 움직이기 위해선 코어 머슬의 기능을 먼저 활성화해야 한다. 그렇다고 오늘 당장 필라테스 학원을 등록해서 '헌드레드'로부터 시작해서 '원레그 써클' 등등의 코스를 익혀야 된다는 뜻이 아니다. 각자가 해오던 코어 운동에 조금 더 집중해서 열심히 하라는 것이다. 매트에서 하는 플랭크는 시시한 것이고 파워풀한 케틀벨 스윙이나 클린 앤 저크 같은 다관절 운동이 운동의 메카라는 편협된 생각을 떨쳐 버리라는 얘기다.

이렇게 생각하면 될 것 같다. 수학문제를 원활하게 풀기 위해서 수학 공식을 외우는 과정이 필요하듯이 좋은 움직임을 만들기 위해선 '근筋의 공식'인 기초 운동Fundamental Exercise이 선행되어야 하는 것.

그럼 기초 운동Fundamental Exercise에 대해서 알아보도록 하자. 기초 운동의 특징은 세 가지로 구분할 수 있다.

첫째는 관절에 부담이 없는 운동이다. 체중을 지지하지 않는 운동

트레이닝을 토닥토닥

이기 때문에 중력의 압박을 관절이 버틸 의무가 없다.

둘째는 척추와 골반 그리고 고관절의 움직임을 개선시킬 수 있다. 기초 운동의 타깃 부위는 우리 몸의 힘을 만들어내는 '파워 하우스코어 머슬'로서 척추와 골반 그리고 고관절의 건강한 움직임을 회복하기 위해서 반드시 강화해야 할 부위인 것이다.

셋째는 어디서나 할 수 있으며 매일 매일 해도 무리가 없는 운동이다. 그 다음은 운동 종류에 대해서 살펴보자면, 첫 번째는 코어 트레이닝이다. 보통 사람의 몸 중에서 힘을 생산해 내고 흔들림 없이 안정성을 유지해야 하는 부위가 있다. 그곳을 코어 머슬Core muscle 또는 파워 하우스 머슬Power House Muscle이라고 부른다. 마치 이곳은 태풍의 눈처럼 엄청난 에너지를 만들어 내는 공장과도 같다. 그래서 우리는 축구선수나 육상 선수들이 필드에서 코어 머슬을 단련하는 동작들을 자주 보게 된다.

코어 머슬 중에서 가장 중요한 부위가 있다. 바로 복횡근Transversus Abdominis과 다열근Multifidus이다. 이 두 근육은 속근육인데 동시수축Co-contract을 하는 특성이 있다. 즉 힘을 주게 되면 복부 속에 있는 복횡근과 척추 뼈 사이사이에 붙어 있는 다열근이 동시에 반응하게 된다. 이들 근육은 내압을 상승시켜 구성물들과 구조물들을 보호한다는 특징이 있다.

복횡근이 약한 사람의 특징은 배가 불룩하게 나온다. 복횡근이 늘

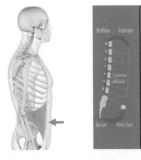
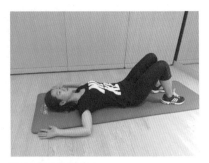

속근육인 복횡근과 다열근을 단련해야 배가 들어간다   Scoop Posture 자세

어났기 때문에 장기가 앞으로 튀어나온 것이다. 그래서 복횡근의 닉네임이 코르셋 근육이다. 또한 다열근은 허리를 보호한다. 디스크 환자는 다열근의 기능을 완전히 상실한 상태다. 물론 상호작용으로 복횡근도 약해진다.

이 둘의 근육을 활성화시키는 방법은 간단하다. 바로 배꼽을 꺼트리는 것이다. 이 방법을 'Abdominal draw-in'이라고 부른다. 또한 국자 모양Scoop Posture이라고 말하기도 한다. 배를 집어넣는 동작을 완전히 연습한 후에 사지를 움직여 더욱 복횡근과 다열근을 활성화시킬 수 있다.

두 번째는 골반의 기울기Pelvic Tilting와 척추분절운동이다. 골반은 보통 좌골, 치골, 장골로 구성되어 있다. 그런데 골반에 붙어 있는 근육들은 상당히 많다. 그러한 근육들의 잘못된 움직임은 골반을 틀어버

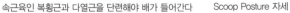

트레이닝을 토닥토닥

리게 되어 자세의 불균형을 초래하게 되는데, 특히 척추의 변형을 가져올 수 있게 된다. 허리가 지나치게 들어가거나 뒤로 밀려나기도 하는데 심하면 척추가 옆으로 틀어질 수도 있다. 이러한 움직임을 개선하기 위한 방법으로서 '골반 기울기'와 '척추분절'운동은 매우 탁월하다.

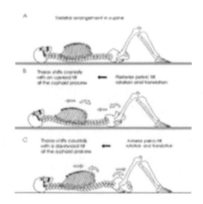

Pelvic Tilting과 척추분절운동

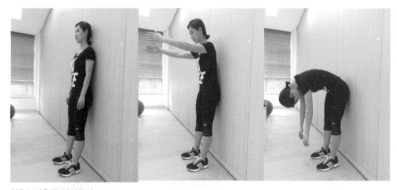

척추분절운동 연결동작

부록 1. 당신의 근육은 안녕하신가요

세 번째는 플랭크Plank 운동이다. 플랭크 운동은 많은 사람들에게 알려져 있다. 플랭크라는 뜻은 널빤지라는 말인데 일자로 쭉 편 상태를 유지하는 것이 관건이다. 플랭크는 무엇보다도 힙과 견갑 주변전거근, 그리고 복부에 집중해야 한다. 세 부위의 근육을 동시에 응축시키는 능력을 키워야 한다.

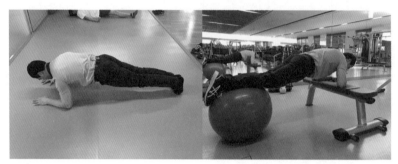

플랭크(Plank)

네 번째는 싱크로나이즈드 운동이다. 다른 말로 표현하자면 고관절 활성화 운동이다. 싱크로나이즈드 선수들이 물 위에서 동작을 취하는 모습을 보고 만든 운동법이다.

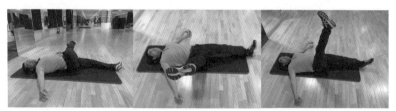

싱크로나이즈드 운동은 고관절 활성화에 도움을 준다

트레이닝을 토닥토닥

당뇨병을 앓고 있는 당뇨환자에게는 뛰어난 의사보다는 당뇨식을 할 수 있는 스스로의 의지가 중요하듯이 건강한 몸을 만들기 위해선 직접 자신의 몸을 움직여서 운동을 해야 한다.

우리 몸의 근육은 크게 세 가지로 분류한다. 즉 심장근, 내장근, 그리고 골격근이다. 그런데 심장근과 내장근은 불수의근으로 자신의 의지로 조절할 수 없는 근육이다. 하지만 골격근은 수의근으로 직접 조절이 가능하다. 무슨 말이냐 하면 우리가 현재 만든 몸은 자신이 지금껏 근육을 사용한 결과물이라는 것이다. 바른 몸을 유지하고 있는 사람이 있는가 하면 몸의 불균형이 심한 경우도 있다. 하지만 지금부터 기초 운동Fundamental Exercise을 하게 된다면 가까운 미래에는 바른 골격과 건강한 몸을 만들 수 있게 될 것이다.

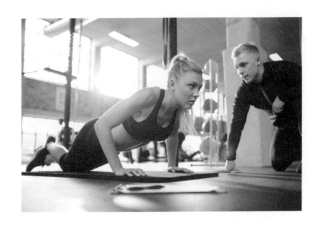

부록 1. 당신의 근육은 안녕하신가요

03

유산소 운동과 무산소 운동, 어떤 걸 먼저 해야 효과적일까?

'줄탁동시'啐啄同時라는 한자 성어가 있다. 껍질 안에서 쪼는 것을 '줄'이라 하고 어미 닭이 밖에서 쪼아 깨뜨리는 것을 '탁'이라 한다. 병아리와 어미닭이 동시에 알을 쪼아대는 것이 줄탁동시다. 이 표현은 타이밍이 맞아야 한다는 것을 말할 때 자주 사용된다.

운동도 타이밍이 중요하다. 산소가 충분히 공급되지 못하는 상태의 운동을 무산소 운동, 산소가 충분히 공급되고 이 산소를 최대한 이용하는 운동을 유산소 운동이라고 한다. 그리고 이 두 운동의 타이밍은 최고의 시너지 효과를 만들어 낸다.

그럼 운동의 타이밍이란 무슨 의미인가? 그것은 운동 목적이라 말할 수 있겠다. 헬스클럽에 가면 두 영역이 있다. 바로 러닝머신과 사이클, 그리고 일립티컬 등과 같이 유산소 기구들을 비치해 둔 '유산소존'과 신체 부위별로 힘을 쓸 수 있도록 만들어 놓은 웨이트 트레이닝 기구 및 그 밖의 장비들을 구비해 놓은 '웨이트존'으로 나눌 수 있다.

5년 전만 해도 여성들이 웨이트존에서 운동하는 모습을 찾아보기 어려웠다. 또한 남성들은 러닝머신보다는 근육질의 몸매를 만들기 위해 웨이트존으로 몰렸다. 그러나 요즘은 남녀 구분 없이 유산소 기구와 무산소 기구를 모두 사용하는 사람들이 많아졌다.

그러면서 이 두 가지 운동유산소, 무산소 순서를 어떻게 정해야 할지

트레이닝을 토닥토닥

고민하는 경우가 많아졌다. 즉 근력 운동을 먼저 하고, 유산소 운동은 그 다음에 하는 경우와 혹은 유산소 운동을 먼저 하고 근력 운동을 그 다음에 하는 경우이다. 물론 둘 중의 하나만 하는 사람도 있다.

그럼 유산소 운동과 무산소 운동 중 어떤 것을 먼저 해야 효과가 극대화 될 수 있을까? 답은 '그때그때 다르다'이다.

근력 운동의 효과를 더 보고 싶다면 근력 운동을 앞에 배치를 시키고, 유산소 운동의 효과를 더 보고 싶다면 유산소 운동을 앞에 배치시키는 것이 지금까지의 연구를 거친 연구자들이 내세운 결론이다.

이 방법을 운동처방에서는 '트레이닝의 특이성 원리The Principle of Specificity'라고 말한다. 즉 각각의 종목과 관련하여 신체의 외적인 형태 및 기능적인 측면에서 특수하게 변화를 원할 때 사용하는 트레이닝 방법이다.

일반적인 체내의 에너지 동원 체계는 이렇다. 유산소 운동을 할 때에는 지방이 더 많이 사용되고, 무산소 운동을 할 때에는 탄수화물이 주 연료로 사용된다는 것이다. 그래서 근력 운동을 먼저 하여 탄수화물을 소진하고 그 후에 유산소 운동을 해야 지방이 온전히 에너지로 사용되어 체중 감량에 효과가 있다는 설이다.

이러한 방법으로 운동해 온 사람에게 무리하게 순서를 달리하여 운동하라고 권장하고 싶지는 않다. 운동 패턴대로 꾸준히 하는 것이 더 중요하기 때문이다.

또 다른 측면의 연구 결과도 있다. 오히려 유산소 운동을 먼저 하고

부록 1. 당신의 근육은 안녕하신가요

난 후에 근력 운동을 한 경우, 운동이 끝나고 에너지 소모량이 더 높게 형성되기 때문에 다이어트에 효과가 더 크다는 연구 보고도 있다. 『피트니스가 내 몸을 망친다』송영규 지음라는 책에서 소개한 주장도 참고할 만하다.

> 미국의 웨이트트레이닝 칼럼니스트 폴 로저스는 이렇게 말했다.
> "지방을 감량하기 위해 운동을 할 때에는 유산소 운동을 먼저 하는 것이 실제로 운동효과가 더 크기 때문에 오히려 더 권장된다. 그리고 근육에 더 집중하고 싶다면 유산소 운동과 근력 운동을 분리하여 따로 운동을 하는 것이 더 효과적인 방법이다. 만약 근력 운동 후 러닝머신 같은 유산소 운동을 하려 한다면 근력 운동은 상체 운동을 중심으로 할 것을, 그리고 수영 같은 유산소 운동이라면 근력 운동으로 하체 운동을 하면 더욱 효과적이다."

요약하자면, 체중 감량이 운동의 목적이라면 두 방법 중 유산소 운동을 먼저 하는 것이 더 바람직하고, 근육을 키우는 것이 목적이라면 근력 운동을 먼저 하는 것이 더 좋은 방법이다. 특이성의 원리The Principle of Specificity에 입각한 운동 순서를 잘 고려한다면, 다이어트와 멋진 몸매를 만드는 것에 큰 효과가 있을 것이라 생각해 본다.

04

웨이트 트레이닝 어떤 순서로 하는 게 효과적인가?

헬스장에 처음 갔던 때가 생각난다. 광활한 웨이트 존에서 무슨 운동을 먼저 해야 할지 몰라서 당황했었다. 남자라면 누구나 넓은 가슴을 키우는 게 로망인지라 나 또한 가슴근육을 키우는 필수 운동 기구인 벤치프레스로 가서 무작정 누웠던 기억이 난다.

무슨 일이든지 절차가 있는 법이다. 절차를 무시했을 때 탈이 나고 사고가 일어나는 것이다. 웨이트 트레이닝도 마찬가지다. 팔 근육이 약해서 팔 운동을 먼저 하다간 큰 근육인 가슴 근육과 등 근육을 위한 운동을 할 수 없게 되어 원하는 부위의 근육을 성장시킬 수 없게 된다.

근육을 다른 말로 골격근이라고 한다. 즉 근육은 뼈에 붙어 있다. 뼈는 납작 뼈, 긴 뼈, 짧은 뼈, 불규칙한 뼈 등 모양도 다양하다. 특히 긴 뼈 같은 팔과 다리는 두 개 이상의 뼈가 서로 연접하여 관절을 이룬다.

근육도 짧은 근육과 긴 근육으로 나뉜다. 이렇게 짧은 근육, 긴 근육으로 구분하는 기준은 관절이다. 관절은 뼈와 뼈가 만나는 부위를 말하는데, 두 개의 뼈에서 끝나는 것을 단관절이라 말하고 두 개 이

237

상의 뼈에 연접한 것을 다관절이라고 부른다.

상체에 있어서 어깨 근육과 복근은 단관절이고, 가슴 근육과 등 근육은 다관절이라 할 수 있겠다. 하체에서는 둔근과 내전근모음근이 단관절이고, 허벅지 앞과 뒤에 있는 근육들은 다관절로 분류한다. 이러한 구분단관절과 다관절은 웨이트 트레이닝근육 운동에 있어서 매우 중요한 기준이 된다. 그 이유는 웨이트 트레이닝을 어떤 순서로 진행할지에 대한 근거를 마련해 주기 때문이다.

결과적으로, 웨이트 트레이닝의 순서는 다관절 운동을 먼저 한 후에 단관절 운동을 해야 한다. 그 이유는 근육 내 탄수화물의 보유량 때문이다. 상대적으로 다관절이 단관절에 비해 큰 무리의 근육들이 붙어 있기에, 에너지칼로리를 소모하는 양이 많다. 또한, 단관절에 비해 오랫동안 지치지 않고 운동을 이어갈 수 있다. 이러한 이유로 팔 운동을 먼저 하게 되면, 근육에 피로가 쌓여서 가슴과 등 운동을 제대로 할 수 없게 되는 것이다.

예를 들어서 한 시간 내에 모든 부위의 근육을 운동할 경우, 먼저 스쿼트와 런지 및 데드 리프트를 하고 벤치 프레스와 랫풀 다운 운동을 한다. 그런 후 킥백과 덤벨 컬을 하고, 마지막으로 크런치를 실시한다. 스쿼트와 런지 및 데드리프트 그리고 벤치 프레스와 랫풀 다운은 각각 하체와 상체에 붙어 있는 다관절을 운동할 때 실시하는 동작

트레이닝을 토닥토닥

이다. 다관절 운동은 몸 전체를 움직인다는 뜻으로 '홀리스틱 트레이닝Holistic training'이라고도 부른다.

킥백과 덤벨 컬 그리고 크런치 동작은 단관절을 운동할 때 실시한다. 단관절의 다른 표현은 '아이솔래이션 트레이닝Isolation training'이다. 즉 고립 운동을 뜻한다.

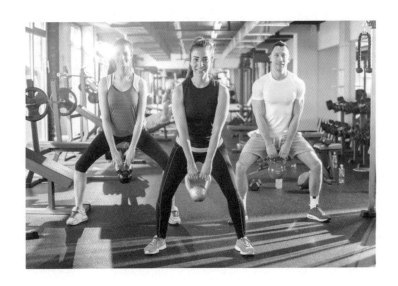

부록 1. 당신의 근육은 안녕하신가요

근력 및 근육 향상을 위한 운동 TIP

한 달간 열심히 헬스장에서 아령과 운동 기구를 이용하여 근육 운동을 한 후, 체성분^{인바디}을 검사하였다. 근육량을 확인한 결과, 변화가 없었다. 하지만 운동을 하면서 전에는 들지 못했던 무게를 들 수 있게 되었다. 힘^{근력}이 붙은 느낌이다.

누구나 한 번쯤은 위와 같은 경험을 했을 것이다. 이러한 현상은 근육을 지배하고 있는 근신경의 수가 늘어난 것이다. 즉 각각의 근신경은 저마다의 근육을 책임지고 있는데, 운동을 하게 되면 그 근신경의 수가 더욱 늘어나게 된다. 이러한 근신경의 변화는 운동을 시작한 후 보통 8주에서 길면 20주까지 지속된다. 이 시기에는 근육량의 변화는 거의 없다. 그러나 근력의 변화가 생기게 된다.

이처럼 근력은 먼저 근신경의 발달로 인해 생긴다. 그리고 8주에서 20주가 지나면 근육섬유의 크기가 증가하게 되는데, 소위 말하는 근육의 크기가 커지는 것^{근비대, Hypertrophy} 을 말한다. 또한 이 시기에는 훨씬 더 많은 무게를 들어 올릴 수 있게 된다.

요약하자면, 중량 운동^{무산소 운동}을 하게 되면 근력이 증가하게 되는데, 하나는 근육을 지배하는 근신경의 발달에 의한 것이고, 또 하나는 근육 섬유의 크기가^{Hypertrophy} 커져서 이다. 근육 섬유의 크기는 근력과 동시에 근육량의 발달과 관계가 깊다.

이번엔 효과적인 근력과 근육 향상을 위한 운동 방법에 대해서 알아보자.

여러분은 이두박근팔운동 운동을 할 경우, 중량을 들어 올리고 내릴 때의 속도는 어떻게 유지하는가? 아마도 가지각색일 것이다. 하지만 이러한 속도를 일정하게 유지하면서 팔 운동을 하는 사람은 중급자 내지는 고급자에 속한다고 볼 수 있다.

근육이 움직이려면 반드시 한쪽이 짧아지면 반대쪽은 늘어나야만 한다. 근력과 근육을 만들고자 하는 부위를 주동근Agonistic muscle 이라 부른다. 주동근은 길이가 짧아지고 또한 늘어나면서 성장한다. 그런데 주동근의 움직임을 일정한 속도로 반복해야 근육을 더욱 효과적으로 만들 수 있다.

이것만 생각하자. 주동근이 짧아질 때수축는 '2초', 늘어날 때이완는 '3초'의 속도로 움직이자. 근력과 근육의 향상은 늘어날 때이완를 어떻게 버티느냐에 따라 좌우된다고 할 수 있다.

예를 들겠다. 이두박근팔 운동 운동을 할 경우를 생각해 보자. 팔꿈치를 어깨 쪽 방향으로 접는 동작을 2초 정도로 유지하고, 다시 원상태로 돌아오는 동작인 팔꿈치를 펼 때는 3초간에 걸쳐서 내린다.

근력과 근육을 향상하는 또 한 가지 운동 방법이 있다. 무게를 몇 번 반복해서 들어 올리는가^{RM : Repetition Maximum}와, 반복해서 운동한 이후 얼마큼 휴식을 취하고 다음 무게를 들어 올리는가이다. 보통, 무거운 무게를 들어 올렸을 경우^{1~5RM}에는 휴식시간은 2분 정도를 보내야 하며, 다소 가벼운 무게를 반복했을 경우^{12회~20회}에는 휴식시간은 30초 정도를 지켜야 한다. 근력과 근육량을 향상하기 위한 마지막 운동방법이다.

중량 운동을 2세트^{Set} 이상 진행해야 한다. 1세트만 하고 그만하게 되면 운동 효과가 나타나지 않으며 단지 레저^{Leisure}에 지나지 않게 된다. 아놀드 슈왈제네거처럼^{또는 보디빌더}, 한 동작을 10세트 이상 하지 않더라도, 적어도 3세트 정도 반복하면 근력과 근육 향상에 있어서 변화를 가져올 수 있게 된다.

지금까지의 내용을 정리하자면, 근력과 근육을 향상하기 위한 운동 방법이 있다. 근육^{주동근}을 움직일 때 적절한 속도를 유지하는 것과 무게의 반복 횟수, 그리고 운동 간의 휴식 시간이다. 이렇게 운동을 시작하게 되면 처음 8주 정도는 근신경이 발달을 하며, 8주 이후에는 근육의 세포가 커지면서 근육이 향상된다.

'Roma was not built in a day'

로마는 하루아침에 이루어지지 않듯이 몸도 한 번에 만들어지지 않음을 알아야 한다.

트레이닝을 토닥토닥

06

부위별 운동이 지방과 근육에 미치는 영향

남자든 여자든 몸을 만들 때 사이즈에 관심이 많다. 남자는 빅 사이즈를 원하고 여자는 스몰 사이즈를 선호한다물론 이와 반대의 경우도 있다. 남자는 팔이 뽀빠이처럼 울퉁불퉁하길 원하고, 여자는 팔이 모델처럼 매끈하기를 선호한다. 즉 남자는 근육량을 더 늘리기를 원하고, 여자는 지방량을 될 수 있으면 몸에서 걷어내고 싶어 한다.

이러한 이유로 운동을 통해 근육을 지방으로, 혹은 지방을 근육으로 바꿀 수 있다고 생각하는 경향이 있다. 그러나 그것은 잘못된 상식이다. 지방과 근육은 서로 다른 조직이기 때문에 절대 바뀌지 않는다.

그러므로 근육과 지방은 달리 운동해야 한다. 물론 근육 운동을 하면 지방이 빠지기는 하지만 미미한 수준이다. 지방을 제거하기 위해서는 유산소성 운동을 규칙적으로 해야만 가능하다. 그와 반대로 멋진 근육을 만들기를 위해서는 중량 운동과 친숙해 져야만 한다.

트레이너로 일하면서 가장 난처한 질문을 받을 때가 있다. 팔뚝 살을 빼는 운동 좀 가르쳐 달라고 하는 경우다. 팔뚝 살을 탄탄하게 만들고 싶다고 했으면 자신 있게 앙증맞은 분홍색 덤벨을 가지고 킥백삼두박근 운동 동작을 지도했을 텐데 말이다.

또 한 가지 질문이 더 있다. 뱃살을 빼고 싶다고 윗몸일으키기나 크런치 동작을 가르쳐 달라고 하는 경우다.

실험을 통해 밝혀진 내용을 살펴보면,

> 한 달 동안 5,000번의 윗몸일으키기를 한 뒤 몸의 부위별 지방 분포를 비교한 연구에서 뱃살만 빠진 것이 아니라 등과 허벅지 그리고 복부 지방 모두 비슷하게 감량되었다.
>
> 또 테니스 선수같이 한쪽 팔을 다른 쪽 팔보다 많이 사용하는 경우에서도 양팔의 지방은 차이가 없는 것으로 나타났다. 그러나 팔 두께에서는 차이를 보였는데 그것은 지방이 아닌 근육에서 차이가 난 것이다.
>
> ─『피트니스가 내 몸을 망친다』/ 송영규/ 위즈덤하우스. (p150)

위 실험에서 알 수 있는 것은 한 부위만 운동하더라도 그곳의 지방만 빠지는 것이 아니라 전체적인 변화가 일어난다는 것이다. 이것은 살이 찌는 패턴과 같다. 물론 특정 부위가 유달리 더 찌는 경우도 있지만, 일반적으로 살이 찔 때는 전체적으로 늘어난다.

또한, 지방 감량은 우리 몸의 에너지 동원 시스템과도 닮았다.

보통 운동을 하면 탄수화물이 먼저 쓰이고 순차적으로 지방과 단백질이 동원되는 것으로 알고 있다. 그러나 엄밀히 말하자면 탄수화물과 지방 그리고 단백질이 동시에 사용된다.

단지 운동 강도에 따라 더 많이 사용되는 에너지의 종류가 다를 뿐이다. 이것을 '에너지의 연속성'이라고 부른다.

트레이닝을 토닥토닥

그와 반대로 특정 부위의 근육을 단련하기 위해서는 한 부위의 운동을 집중적으로 해야만 한다. 허벅지 근육을 만들려고 하는데 가슴 운동을 하면 절대로 단련할 수가 없는 것처럼 말이다.

요약하자면,

부위별로 살을 빼는 운동은 있을 수 없지만, 부위별로 살을 탄력 있게 만들 수는 있다.

가장 효과적인 방법은 유산소성 운동으로 전체 살을 제거한 후에 무산소성 운동인 분홍색 덤벨을 통해 중량 운동을 하여 부위별 근육을 만들고 마지막으로 유연성 운동으로 질 좋게 몸매를 다듬는 것이다.

순서가 뒤바뀌어도 상관없다. 중요한 것은 일주일에 세 번 이상, 세 가지 운동을 꾸준히 이어가기만 하면 된다.

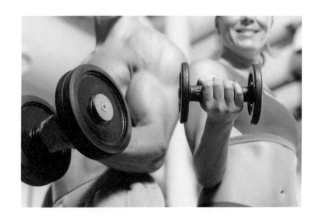

부록 1. 당신의 근육은 안녕하신가요

07

건강한 몸을 만드는 숨은 일꾼, 속근육

옷에도 겉옷과 속옷이 있듯이 몸의 근육에는 겉근육과 속근육이 있다.

겉근육은 동작을 주도하는 근육으로서 실제 몸의 움직임을 만들어 내고, 힘을 주도하는 근육이다. 속근육은 동작을 잡아주는 근육으로서 조절기능을 담당한다. 또한, 몸의 중심을 잡고 안정성을 높여준다.

몸통에 있는 근육의 구성원을 살펴보자.

겉근육은 식스팩 근육인 복직근이 있다. 그리고 그 밑에는 복사근 외복사근과 내 복사근이 있고, 마지막으로 그 밑에 복횡근이 있다. 겉근육인 복직근은 팔과 다리를 역동적으로 움직일 수 있도록 힘을 생산해 내는 역할을 한다. 골프를 치거나, 축구를 하거나 역도를 할 때를 생각해 보면 알 수 있다.

속근육인 복횡근은 복직근을 비롯한 외복사근과 내 복사근이 힘을 내기 위해서 복부의 압력을 상승시키는 기능을 한다. 그래서 애칭이 코르셋 근육 또는 거들 근육이라고도 불린다. 복부의 압력을 상승시키게 되면 먼저 척추를 안정화할 수 있다. 무거운 중량을 드는 역도 선수들을 보면 허리에 벨트를 차는데, 복횡근이 그와 같은 기능을 한다.

트레이닝을 토닥토닥

이번엔 어깨에 있는 근육의 구성원을 살펴보자.

겉근육으로는 삼각근이 있다. 어깨를 중심으로 앞과 옆 그리고 뒤로 근육이 붙어 있다. 삼각근은 무거운 무게를 들어 올리거나 운반할 때 필요한 힘을 만들어 낸다.

속근육은 견갑하근, 소원근, 극상근, 극하근이 있다. 네 가지 근육을 총칭해서 회전근개Rotator Cuff라고 부른다. 어깨는 다른 부위에 비해 회전성가동범위이 좋지만, 다른 부위에 비해 쉽게 부상을 당하는 곳이기도 하다. 그런데 부상을 당하는 원인은 속근육인 회전근개의 불안정성 때문이다.

오십견이라는 말을 들어 봤을 것이다. 오십견이 오면 팔을 들어 올릴 때 극심한 통증을 호소하게 되는데, 이 오십견이 속근육의 약화로 인한 불안정성 때문이다. 사다리를 생각해 보자. 사다리 꼭대기에 있는 사람은 겉근육인, 삼각근이라 할 수 있다. 또한, 사다리 밑에 있는 사람은 속근육인, 회전근개라 할 수 있다. 무슨 말이냐 하면, 사다리 위에 있는 사람이 일을 잘 처리할 수 있으려면 밑에 있는 사람이 흔들리지 않도록 잘 고정해 줘야 한다는 것이다.

최상의 근육은 힘만 세다고 되는 것이 아니다. 힘과 안정성이 필요하다. 무엇보다도 부상을 입지 않기 위해서는 속근육의 안정성이 필요하다. 넓은 가슴과 광활한 등, 그리고 네 갈래로 나눠진 허벅지와 깜찍한 엉덩이를 만드는 겉근육 운동법은 많은 사람이 알고 있으며,

비지땀을 흘려가며 자신의 몸에 새겨 넣기에 현안이다. 그러나 보이지 않는 곳에서, 겉근육이 최상의 컨디션으로 힘을 쓸 수 있도록 돕는 속근육은 등한시되는 실정이다.

그래서 속근육을 위한 운동법을 소개하고자 한다.

먼저 몸통 근육인 복횡근이다. 복횡근 운동법은 간단하다. 배꼽을 꺼뜨리는 동작이다. 배꼽을 꺼뜨린다 해서 'Draw-in' 동작이라고 부른다. 배꼽을 집어넣는 동작만으로 복횡근이 활성화^{수축}되어 척추를 보호할 수 있게 된다. 이러한 원리가 숨어 있는 동작이 플랭크^{Plank}이다.

두 번째는 어깨 근육인 회전근개이다. 회전근개 중에서도 극상근이 가장 중요하다. 극상근은 팔을 30도가량 옆으로 들어 올릴 때 사용되는 근육이다. 그런데 이 극상근이 약하거나 다치게 되면 팔을 올릴 수 없게 된다. 시동조차 걸 수 없게 되는 것이다. 운동법은 다양하다. 세라밴드로 할 수도 있고 2kg 안팎의 아령을 사용할 수도 있다. 옆으로 주전자에 물을 따르듯 천천히 올리면 된다.

팔을 머리 위로 올리는 동작을 한다고 가정하자. 가장 먼저 힘을 쓰는 곳은 복횡근이다. 그리고 순차적으로 극상근, 삼각근, 반대쪽 요방형근, 전거근, 대흉근 순으로 힘을 쓴다. 이런 움직임 패턴이 무너지는 원초적 요인은 속근육인, 복횡근과 극상근이다.

속근육은 숨은 일꾼이다. 보이지 않는 곳에서 자신의 일을 묵묵히

트레이닝을 토닥토닥

하는 기초 근육이다. 뭐든지 기초가 튼튼해야 한다. 지금부터 속근육 강화를 위한 운동을 시작하자.

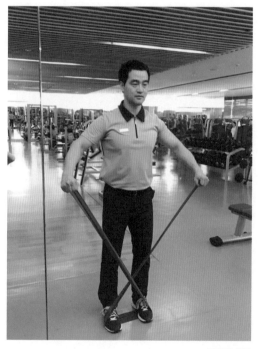

극상근 운동

부록 1. 당신의 근육은 안녕하신가요

08

엉덩이 기억상실증(Gluteal Amnesia)을 극복하자

한 주가 정신없이 지나갔다.

수업개인 트레이닝 일수가 갑자기 늘어나서 책 읽고, 글 쓰는 시간이 많이 줄어들었다. 카페를 가는 것이 한 주를 살면서 가장 가슴 설레는 일이다. 제3의 공간에서 완전 무장몸과 마음을 풀어헤친 채 생각하고, 글 쓰고, 졸고, 책 보고, 인터넷 검색하는 것이 최고의 쉼이 된다.

수업개인 트레이닝은 밥벌이를 위해 초인적 힘을 발휘해야만 한다. 내 근본적인 성향은 사람과의 교제를 별로 좋아하지 않는 것이지만 첫 만남의 설렘은 좋아한다. 그러나 돈이 걸린 만남은 거북스럽다. 누구나 그렇겠지만, 클라이언트와의 상담이 그렇다. 말실수를 할까 봐이기도 하지만, 계약을 체결하기 위한 좋은 인상을 심어주어야 하는 분위기가 너무 인위적이라 싫다. 밀고 당기기도 내 취향이 아니다.

10년이 넘었지만 내겐 아직도 클라이언트와의 첫 만남은 설렘과 함께 피하고 싶은 가시방석이다. 말보다 글이 편한 것을 보면 더욱 분명해진다. 글에 숨어 사는 것이 더 편하다. 혼자 생각하고 이것저것 적어내리는 직업을 가진 자들이 참 부럽다. 기회가 되면 나도 그런 일을 전업으로 삼고 싶다. 그렇게 되면 얻는 것보다 잃는 것이 더 많겠지만 말이다.

무엇보다도 좌식생활로 오는 의자 병^{Sitting Disease}이 먼저 찾아올 것이다. 대부분 아기는 생후 1년이 되기 전까지는 무릎을 대고 네 발로 기어 다닌다. 그러다가 엉덩이 근육이 발달하면 두 발로 서거나 걸어 다닌다. 그런데 다 큰 성인인데도 엉덩이가 제대로 힘을 못 써서 걸어 다니는 것이 불편하거나 힘든 경우를 종종 보게 된다. 이는 좌식생활에서 오는 병폐이다.

내 클라이언트 중에서 절반 이상이 하루 동안 앉아서 보내는 시간이 9시간 이상을 초과한다. 일의 과다한 업무로 어쩔 수 없이 앉아 있는 사람도 있지만, 앉아서 이런저런 시간을 보내는 것이 생활화된 것이 현실이다. 카페가 성행하는 것을 보면 알 수 있다.

움직이지 않아서 오는 병의 증상은 다양하다. 먼저 상체에서는 심장병과 척추의 경직, 췌장의 혹사, 결장암, 복근의 약화를 둘 수 있다. 하체에서는 하지정맥류와 엉덩이 근육이 붙어있는 뼈인 골반의 틀어짐^{Pelvic displacement}과 엉덩이 근육들의 불균형^{Muscle Instability} 그리고 엉덩이 근육의 약화를 초래할 수 있다.

엉덩이에 관련된 문제들을 총칭하는 말이 있다. 바로 엉덩이 기억상실증^{Gluteal Amnesia}이다. 의자에 앉아서 엉덩이를 지탱해 주는 뼈가 '앉을 좌' 자를 쓰는 좌골^{坐骨}이다. 그러나 의자에 오래 앉아 있다 보면 좌골로 앉아 있지 못하고 허리가 말려 들어가 살과 근육이 많은 엉덩이로 앉게 된다. 소파에서 티브이를 보는 모습을 연상하면 이해가 편할 것이다.

　이런 자세로 오래 앉게 되면 엉덩이가 시쳇말로 떡이 되어 퍼져버린다. 신경도 눌려 엉덩이 근육의 저림 증상도 오게 된다. 신경과 근육의 탄력을 잃게 된다. 엉덩이에 힘을 주려고 해도 어떻게 주는 것인지 기억하지 못하게 돼버린다.

　한 가지 실험을 해 보면 자신이 엉덩이 기억상실증Gluteal Amnesia인지 알 수 있을 것이다. 옆에 있는 사람이 손가락으로 다른 한 사람의 엉덩이를 꾹 누른다. 엉덩이를 누를 당시에는 엉덩이에 힘을 주어서는 안 된다. 손가락을 누른 후, 다른 한 사람손가락을 누른 사람 말고은 엉덩이에 힘을 준다. 힘을 주었는데도 손가락이 튕겨 나가지 않고 누른 채 그대로 있다면, 아쉽지만 엉덩이가 힘을 주는 기억을 잃어버린 것이다.

　그러나 해결책은 반드시 있기 마련이다. 엉덩이를 위한 힐링 프로세스가 있다. 엉덩이 근육의 기사회생을 위한 맞춤 운동을 하면 되는 것이다.

　엉덩이 운동을 하기 전에 먼저 엉덩이의 제원부터 알아보자. 엉덩이는 둔근이라고 한다. 둔근은 대둔근, 중둔근, 소둔근, 이상근으로 구분할 수 있다. 이들의 근육들은 각기 맡은 역할들이 있다. 걷거나 서 있을 때 골반과 무릎이 정상적으로 활동할 수 있도록 돕는 역할안정화을 하거나, 다리를 팔방앞, 뒤, 몸 안쪽, 몸 바깥으로 움직일 수 있도록

트레이닝을 토닥토닥

힘을 실어 준다. 그러므로 엉덩이 근육은 러닝을 할 때, 스쿼트나 런지를 할 때, 수영 발차기를 할 때 등 모든 하체 운동 시 사용되는 근육이다.

하체 운동의 힐링 프로세스는 누구나 다 알고 있고, 누구나 다 할 수 있다. 단지 비뚤어진 자기 사랑이 문제인 것이다. '좀 더 눕자, 좀 더 앉자, 좀 더 편해지자' 한다면 엉덩이는 더욱 그 기억을 잃고 말게 될 것이다. 그래서 엉덩이 근육의 맞춤 운동은 매일 조금씩 자주 움직이는 것이라 감히 말하고 싶다. 특히 앉아 있는 시간이 많은 요즘 현대인들에게는 선택이 아닌 필수 사항이다.

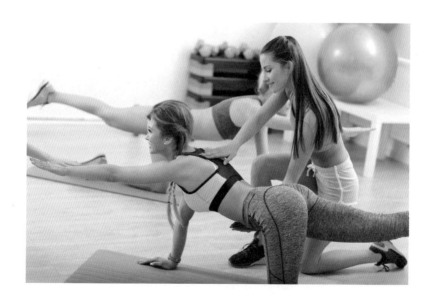

부록 1. 당신의 근육은 안녕하신가요

09

건강한 노후를 위해서는 균형감각 능력을 길러야 한다

나이가 들면 가장 현격하게 떨어지는 운동 능력이 있다. 그것은 평형감각이다. 보통 평형감각을 평가하는 테스트는 외발 서기다. 40초 이상을 버티면 평형성은 좋다고 할 수 있다. 60세 이상은 15초 정도만 버티면 평균에 든다. 그만큼 나이가 들면 평형성은 신체 능력 중 제일 먼저 적신호가 켜진다. 내가 구성한 운동 프로그램도 평형성 향상을 위한 항목이 포함된다. 또한 모든 연령에 공통으로 적용할 정도로 균형감각을 운동 능력의 척도로 여기고 있다.

평형성을 관할하는 기관은 눈과 귀 그리고 소뇌이다. 그런데 한 가지 더 있다. 그것은 고유수용성감각Proprioception이다. 고유수용성감각이라고 불리는 특수감각은 근육과 건힘줄, 그리고 관절에 주로 분포해 있다. 근방추Muscle spindle, 골지건기관Golgi tendon organ, 관절수용체가 대표적인 고유수용성감각 기관이다. 이들은 힘의 속도, 근육이 늘어나는 정도, 외부에서 들어오는 힘 및 관절의 위치 등에 각각 반응을 한다.

잠시 용어에 대해서 정리해 보기로 하자.

먼저 고유수용성감각Proprioception은 근육과 관절에 위치한 고유한 센서이다. 그래서 특수감각이라 불린다. 보통 시각, 청각, 후각, 미각, 피부감각을 합쳐서 오관五官, 즉 외부의 자극을 받아들이는 다섯 감각

기관으로 불리는데, 한 가지가 더 있다. 그것은 바로 근육이다. 그래서 요즘은 감각기관을 일컬을 때 육관六官이라는 말을 쓴다. 고유수용성감각이 있기에 근육이 육관이라 불릴 수 있는 것이다.

고유수용성감각은 외부에서 들어오는 다양한 자극외부 힘을 받아들여서 대뇌로 전달하고, 또한 대뇌에서 정보를 분석하여 그에 맞는 대응책을 보낼 때, 고유수용성감각이 받아서 근육과 관절에 전달하는 역할을 한다.

근방추와 골지건기관, 그리고 관절수용체는 고유수용성감각이 일을 하는 도구들이고, 사용 용도에 따라 다르게 활용된다. 각각의 이름들은 학자들이 연구한 결과로 명명된 것이다. 수학공식처럼 말이다.

첫 번째, 근방추는 근육 내부에 위치해 있어서 근육의 늘어나는 속도와 길이를 조절한다. 근방추가 적용되는 예로서는, 길을 가다가 움푹 팬 보도블록을 잘못 밟아 발목이 꺾였을 때를 예로 들 수 있다. 근방추가 제대로 작동한다면 발목은 일정 길이 정도 꺾였다가 다시 원상태로 돌아오기 마련이다.

한 가지 더 예를 들자면, 태권도장에서 다리를 벌려 스트레칭을 할 경우다. 어느 정도 다리가 벌어지면 다리 안쪽 근육은 고정된 상태로 더 이상 늘어나지 않게 된다. 그 시점이 근방추가 근육을 보호하기 위해 작동하는 순간이다. 만약 다리를 무리하게 더 늘리게 되면 근육은 늘어나는 힘을 이기지 못하고 근육 내부의 섬유가 찢어지게 된다. 근방추의 한계를 넘게 되는 상황이다.

두 번째, 골지건기관은 근육과 뼈 사이힘줄에 분포해 있다. 골지건 기관은 외부적 힘에 대해서 근육을 보호하는 센서이다. 팔씨름을 하고 있는 상황에서 주로 나타난다. 힘을 쓰면서 버티다가 상대방이 자신보다 힘이 더 세다고 감지가 되면 힘을 풀어버리는데 이 기능이 골지건기관이 하는 역할이다. 즉 근육에 강한 힘이 들어오면 처음엔 버티려고 애를 쓴다. 그러다 골지건기관이 힘의 크기를 판단하고 더 버틸지 포기할지를 선택하게 된다. 헬스장에서 용을 쓰고 아령을 하나 더 들려고 하다가 내려놓은 상황이 골지건기관이 작동하는 시점인 것이다.

세 번째, 관절수용체는 관절 주변에 포진해 있는데, 몸의 위치 추적기라 말할 수 있겠다. 장대높이뛰기를 한다고 가정할 때, 장대를 짚고 하늘 높이 올라간 후 가로대를 넘으려고 하는 순간에 관절수용체는 기가 막힌 타이밍으로 작동하여 손과 장대를 분리시켜 버린다. 순간적인 상황에서 몸의 위치를 스캔하고 가로대를 넘기 위한 모든 준비를 최적화시켜 놓는 것이다.

그런데 이러한 각각의 도구들근방추, 골지건기관, 관절수용체도 하나의 작업을 위해서 모두 사용될 수 있다. 그 작업은 평형성을 유지하는 경우이다.

평형성 운동의 대표적 방법이 외발서기다. 한 다리를 들고 서 있는 자세가 쉬운 동작처럼 보이지만, 쉽게 보이기 위해서 몸의 내부에서

트레이닝을 토닥토닥

는 부산하게 세 가지의 고유수용성감각 기관이 작동한다.

　운동을 하다가 혹은 외부의 충격으로 부상을 입게 되면 몸은 제대로 힘을 발휘하지 못할뿐더러 중심 잡기가 어려워진다. 그 이유가 고유수용성감각기가 고장 났기 때문이다. 근육과 인대, 그리고 건^{힘줄}이 다치면 고유수용성감각기 또한 다칠 수밖에 없는 운명인 것이다. 그래서 재활을 위한 운동 종목에는 반드시 고유수용성감각기를 회복시키는 시기를 꼭 거쳐야만 한다.

　예전 '축구 국가대표 팀 닥터'였던 나영무 박사는 『운동이 내 몸을 망친다』라는 책을 쓰며 축구를 통해서 고유수용성감각이 하는 일을 설명해 놓았다. 잠시 들여다보면,

　　근육골격계에서 고유수용성감각이라고 하는 곳이 있다. 즉 관절의 각도, 몸의 움직임을 자유자재로 할 수 있는 능력인 것이다. 예를 들어 눈을 감고도 팔꿈치가 구부려져 있는지 펴져 있는지, 무릎의 각도가 몇 도인지 알 수 있는 몸의 신비한 감각이다. 우리가 흔히 말하는 '운동신경이 좋다'라고 하는 것도 이 감각신경과 관련이 있다. 이 감각신경은 근육, 연골, 인대, 힘줄 등에 많이 분포한다. 따라서 이런 조직이 다치면 이 감각신경이 다치는 것은 뻔하다. 결국 근육, 인대, 관절, 연골이 다치고 나면 관절 및 팔다리의 움직임이 둔해진다. 예를 들어 발목 인대를 다치고 나서 통증이나 붓기는 없어졌는데 발을 딛을 때 마다 뭔가 이상하고 움직임도 원활치 않은 것을 느끼곤 한다. 그것은 인대 속에 있는 고유수용성감각 신경도 같이 다쳤는데 이 신경이 아직

회복되지 않아서 이런 현상이 발생하는 것이다.

실제로 축구를 한다고 할 때 공을 보지 않고 슛을 해야 할 상황이 있다고 가정해보자. 이때는 감각적으로 슛을 해야 하는데 이 고유수용성감각이 없으면 발목의 위치를 어떻게 해서 인스텝으로 킥을 해야 할지, 아웃사이드로 해야 할지 등 몸으로 느껴야 하는 감각을 못 느낀다는 것이다. 결국 엉터리 슛이 나오고 만다. 그리고 점프를 했다가 착지를 할 때 발목의 위치를 제대로 못 잡아서 발목을 삐게 되기도 한다. 균형감각이 현저하게 떨어지고 경기력에도 영향을 미치는 것이다.

고유수용성감각을 회복하거나 민감성을 키우는 방법이 있다. 앞에서 말한 것이다. 눈을 감거나 뜨고 한 발로 서기를 연습하는 것이다. 하기만 하면 균형능력이 월등히 좋아진다.

농구선수들이 보수볼록한 모양의 푹신한 고무 재질로 만든 소도구 위에서 한 다리를 들고 농구공을 주거니 받거니 하는 행위는 최상급 난이도에 속한다. 한번 해 보시라.

트레이닝을 토닥토닥

10

어깨 펴고 삽시다둥근 어깨가 주는 불편함

보통 힘을 쓸 때 크게 두 가지 패턴으로 근육을 이용한다. 밀거나 당긴다. 그래서 밀 때 쓰는 근육과 당길 때 쓰는 근육이 있다. 건물로 들어올 때도 '미시오', '당기시오'라고 말한다. 밀 때 당기거나 당길 때 밀면 절대로 들어오거나 나가지 못한다. 근육도 마찬가지다. 남녀 연인 사이에서도 밀당은 더더욱 중요한 것이다.

또 한 가지 패턴이 더 있다. 안거나 뿌리치거나. 여기서 질문 하나. "우리 몸은 안는 근육이 더 셀까? 아니면 뿌리치는 근육이 더 셀까?" 답은 안는 근육이 더 세다. 마음도 그렇다. 안아주고 포용하는 것과 매몰차게 뿌리치는 것, 둘 중에 전자의 마음이 더 쉽지 않은가.

안는 근육의 무리를 살펴보면, 참! 여기서 안는 근육은 상체에서만 적용한다. 다리로 안는 건 접어두고…. 먼저 큰 근육 두 가지가 있다. 바다처럼 넓은 가슴근육과 광활한 등을 만들 때 필요한 광배근이다. 그런데 두 근육은 공교롭게도 밀 때와 당길 때 가장 큰 비율을 차지한다.

가슴근육의 성장배경을 알아보자. 가슴근육의 본명은 대흉근이다. 흉곽의 전 부분을 차지하고 있다. 쇄골에서 시작하여 12번 갈비뼈까지다. 그렇게 분포한 근육의 줄기는 팔에 가서 세 갈래의 힘줄이 턱하니 붙는다.

259

그러니깐 대흉근을 움직이려면 팔이 없어서는 안 되는 것이다. 일상생활에서 대흉근은 사용 용도가 다양하다. 운전을 할 때, 물건을 들 때, 글을 쓸 때 등 앞으로 무언가를 하는 행위에서는 거의 다 사용된다. 대흉근은 밖에서 안으로 모이는 방향성을 하고 있다. 그래서 안는 근육이라 말할 수 있다.

등에서 태생하여 대흉근과 같이 팔에 붙어 있는 근육이 또 하나 있다. 바로 광배근이다. 광 자는 넓은 광廣 자를 쓴다. 엉덩이에서 시작해서 위로 견갑골 아래쪽을 지나 팔 안쪽에 붙는다. 팔에 붙어있으니깐 당연히 광배근도 팔을 사용해야만 움직임이 가능하다.

그런데 광배근은 태생이 뒤쪽인데 왜 안는 근육에 속할까? 그것은 광배근도 밖에서 안쪽으로 모이는 운동성을 갖고 있기 때문이다. 또한 광배근은 당길 때 쓰이는 근육이기에 더욱이 안는 근육임을 알 수 있다.

안는 근육 중에 중요한 근육 하나가 더 있다. 소흉근이다. 대흉근에 가려져 눈에 보이지 않는다. 손으로 깊숙이 만져야만 확인 가능한 근육이다. 그런데 이 근육은 안는 근육이면서 어깨를 둥글게 말거나 어깨뼈를 끌어당기는 데 작용하는 근육이다. 축 쳐진 어깨를 늘어뜨리고 터벅터벅 걸을 때면 100퍼센트 소흉근이 일을 많이 하게 된다.

마지막으로 전거근이라는 근육도 안는 근육에 속한다. 전거근은 아예 늑골을 안고 있다. 별명이 톱니 근육으로서 일부분 옆구리에 팔을 올릴 때 보인다. 물론 마르고 근육이 있어야만 가능하다. 아래 그림 으로 안는 근육을 종합해 보자.

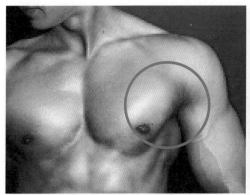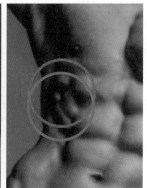

왼쪽 사진 대흉근, 광배근, 소흉근 / 오른쪽 사진 전거근

이제 뿌리치는 근육들을 살펴보겠다.

이 근육들은 전부 몸 뒤에 붙어 있다. 한 번씩 들어봤음직한 근육인 승모근이다. 승모근은 상중하로 나뉘는데 특히 중승모근이 뿌리치는 근육의 중추적 역할을 한다. 그리고 차례로 후삼각근과 소원근을 들 수 있다. 중승모근과 후감각근, 그리고 소원근은 등과 어깨뼈 안에서 옹기종기 모여 산다.

근육의 무리는 안는 근육과 비교했을 때 터무니없이 약하다. 약소 국이다. 그래서 늘 큰 근육인 안는 근육에 의해 피해를 본다. 근육이 늘어나면서 약해지고, 심지어 굳기까지 한다.

이 근육도 그림을 통해서 정리해 보자면, 순서대로 중승모근, 후삼각근, 소원근이다. 더 있지만 대표적인 근육들이 이 세 무리다.

　뿌리치는 근육이 약해지면 일명 둥근 어깨를 만들어 몸통이 구운 오징어처럼 말려버린다. 뿌리치는 근육이 약해져 몸통이 구부러질 수도 있고 잘못된 자세의 패턴으로 몸통이 한 쪽으로 회전하며 굽을

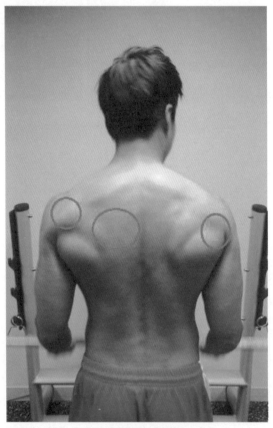

뿌리치는 근육들 중 대표적인 중승모근, 후삼각근, 소원근

트레이닝을 토닥토닥

수도 있다. 이렇게 되면 '거북목 자세'라든지 '척추 측만증'의 현상이 나타날 수 있게 되는 것이다. 중요한 건 안는 근육과 뿌리치는 근육의 상호 협력이 깨지면 어깨 주변에 통증을 발생시킨다는 것이다.

일명 둥근 어깨가 어깨 질환을 만들어낸다. 코리안 특급 투수 류현진 선수가 어깨 부상으로 메이저리그에서 한동안 모습을 보이지 못했는데, 그의 근본적인 원인은 둥근 어깨였다. 어깨가 안으로 말려 있는 상태가 되면 팔과 어깨를 연결시켜주는 부위도 자기 자리에 있지 못하게 된다. 기계로 말하자면 베어링이 깨진 상태라 말할 수 있다. 자기 자리에 있지 않은 상태에서 빠른 공을 던지게 되면 어깨 주변의 근육들이 어긋난 상태에서 힘을 생산해 내기 때문에 주변 조직들을 건드리거나 물고 뜯겨져 나갈 수밖에 없는 것이다.

트레이닝 초창기 때 어깨에 대한 실무 경험이 없어서 어깨 통증 회원을 지도할 때 많은 어려움을 겪었다. 한번은 회전근개어깨를 안정화시키는 속 근육에 염증이 생긴 회원을 수업한 경우가 있는데, 그 당시에는 대흉근과 광배근의 과도한 발달이 원인인 줄 몰랐다.
자꾸만 팔을 들어 올리면 힘이 빠지면서 통증을 호소했다. 그래서 배운 대로 회전근개 강화 운동을 병행하면서 수업을 이끌어 나갔다. 하지만 통증은 더욱 심해졌다. 급기야 회원은 병원에 가서 원인을 알아냈다. 지나친 근육의 불균형 때문이었다. 그 회원은 가슴과 등이 일품이었다. 말 그대로 넓은 가슴과 코브라 같은 등을 갖고 있었다.

그런데 어깨가 많이 아파서 운전할 때 팔을 창문을 열고 옆으로 올려 기대지도 못한다고 했다. 이 회원의 통증 원인도 둥근 어깨였다. 지나친 근육의 불균형으로 속에 있는 근육들의 움직임이 약해지고 특히 어깨의 정렬이 깨진 상태에서 무리한 힘을 썼기 때문에 사단이 나고 말았던 것이다.

한번쯤 보디빌더의 몸을 본 적이 있을 것이다. 정면에서 서 있을 때 손의 위치를 보면 손바닥이 아닌 손등이 보일 것이다. 이는 안는 근육인 대흉근과 광배근의 과도한 발달로 인해 어깨가 안으로 말렸기 때문이다.

다음의 논문은 일본에서 발표한 연구 자료이다.

일본에서 379명의 사람들을 대상으로 자세에 따라 분류하고 이들

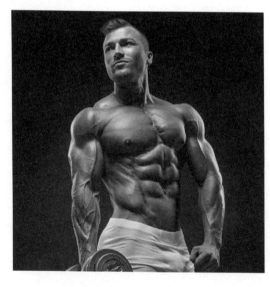

가슴과 등 근육이 발달한 보디빌더들

트레이닝을 토닥토닥

중 회전근개 파열의 증상이 있는 사람과 없는 사람을 나누어 그 비율을 조사한 내용이다. 논문의 분석 결과는 잘못된 자세와 회전근개 파열과는 연관이 있으므로 바른 자세를 가지려는 노력을 해야 한다는 것이다.

 일본에서 연구한 논문을 살펴보았듯이 잘못된 자세, 특히 등의 굽은 모양으로 인해 어깨 주변의 통증과 불편함을 느끼는 사례가 적잖이 많음을 알 수 있었다. 그렇다면 잠시 어깨에 관련된 질환의 종류에 대해서 알아보자.

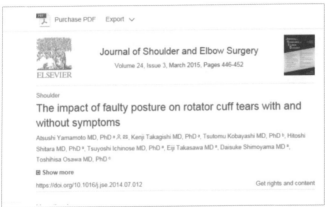

Purchase PDF   Export ∨

Journal of Shoulder and Elbow Surgery
Volume 24, Issue 3, March 2015, Pages 446-452
ELSEVIER

Shoulder
The impact of faulty posture on rotator cuff tears with and without symptoms

Atsushi Yamamoto MD, PhD ª ♀ ✉, Kenji Takagishi MD, PhD ª, Tsutomu Kobayashi MD, PhD ᵇ, Hitoshi Shitara MD, PhD ª, Tsuyoshi Ichinose MD, PhD ª, Eiji Takasawa MD ª, Daisuke Shimoyama MD ª, Toshihisa Osawa MD, PhD ᶜ

⊞ Show more
https://doi.org/10.1016/j.jse.2014.07.012   Get rights and content

Table I *(continued)*

	With RCT (n = 93)	Without RCT (n = 286)	P value
Posture			
Ideal	5 (2.9%)	167 (97.1%)	<.001
Kyphotic-lordotic	27 (34.2%)	52 (65.8%)	
Flat-back	37 (45.7%)	44 (54.3%)	
Sway-back	24 (51.1%)	23 (48.9%)	

RCT, rotator cuff tear; SST, Simple Shoulder Test; ER, external rotation.

자세와 회전근개 파열의 관계를 조사한 일본 논문 자료
– Journal of shoulder and Elbow Surgery. March. 2015. volume 24, pages 446~452(저자명 파일참조)

어깨 주변의 통증을 총칭해서 부르는 말이 있다. 오십견이다. 대략 충돌증후군Impingement Syndrome, 회전근개 손상Rotator Cuff Injury, 불안전 증Instability, 동결견유착성 관절낭염 : Frozen Shoulder, 상부관절와순 박리SLAP lesions, 이두건염Biceps Tendinitis 등으로 나눌 수 있다.

이러한 어깨 질환들이 발생하게 되는 원인은 질환당뇨을 앓고 있어서 어깨로 가는 혈관이 막힘으로써 혈액 공급이 되지 않아 통증을 느낄 수 있고, 교통사고 등 외부의 물체와 충돌을 일으켜 어깨뼈가 다침으로써 혈액공급이 안 되어 나타날 수도 있다.

그리고 한 가지 더는 퇴행성 염증이 심한 상황이다. 퇴행성은 특히 많이 사용해서 나타나는 증상이다. 그런데 중요한 것은 잘못된 자세에서 많이 사용하면 더욱 염증이 심해진다는 것이다. 그래서 앞에서 예를 든 두 사례인 류현진 투수와 내가 트레이닝한 회원이 퇴행성 염증으로 인한 어깨의 질환을 갖게 된 것이다.

이 모든 원인이 소통의 부재로 인한 것인데, 동의보감에서는 이러한 현상을 '통즉불통'으로 표현했다. 더 자세히 말하자면,

『동의보감』은 말한다. 자연과 생명은 오직 '순환과 운동'이 있을 뿐이다.
통즉불통(通則不痛 '통하면 아프지 않다'/痛則不通 '아프면 통하지 않는다')

그런데 이와 같은 어깨의 잘못된 움직임 패턴을 바로잡는 고무적인 방법이 있다. 다 아시다시피 운동이다. 운동은 크게 흉추의 움직임을

트레이닝을 토닥토닥

회복할 수 있는 운동을 실시하고 어깨를 팔방으로 움직이게 하는 근육들을 강화하며 마지막으로 속근육인 회전근개를 위한 운동을 하는 것이 바람직하다. 사진을 통해서 간략하게 소개하겠다.

대표적인 운동을 사진으로 나타내 보았다. 하지만 이 동작 외에 다양한 방법들이 있다. 중요한 건 통증이 없는 범위 내에서 근육의 움

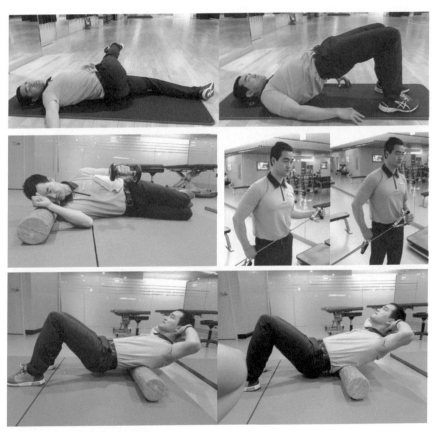

어깨의 잘못된 움직임 패턴을 막는 운동들

부록 1. 당신의 근육은 안녕하신가요

직임 범위를 조절해야 한다는 점이다. 그리고 반드시 흉추의 움직임이 확보되어야 한다. 왜냐하면 흉추는 3개의 척추경추, 흉추, 요추 중에서 가장 움직임이 좋아야 할 부위이기 때문이다. 흉추가 잘 움직여야 요추가 일을 덜 하게 되고, 무엇보다도 흉추 뒤에 붙어 있는 견갑골인 어깨뼈의 움직임이 정상 궤도에 맞춰 원활히 움직일 수 있게 되는 것이다. 움직임을 분석한 물리치료사인 '그레이 쿡'이 한 말이 생각난다. "움직임은 먼저는 '제대로'고 그 다음은 '자주'다."라는 표현을 썼다. 모든 부위에서 적용될 수 있겠지만 어깨에 관해서는 정곡을 찌르는 말이다.

물은 소가 마시면 젖이 되고 뱀이 마시면 독이 된다는 말이 있는데, 운동 또한 그렇다. 좋은 움직임은 근력을 만들지만 좋지 못한 움직임은 통증을 유발시킨다. 좋은 움직임은 안는 근육과 뿌리치는 근육의 상호 밸런스를 잘 맞추는 것임을 잊지 말아야 한다.

트레이닝을 토닥토닥

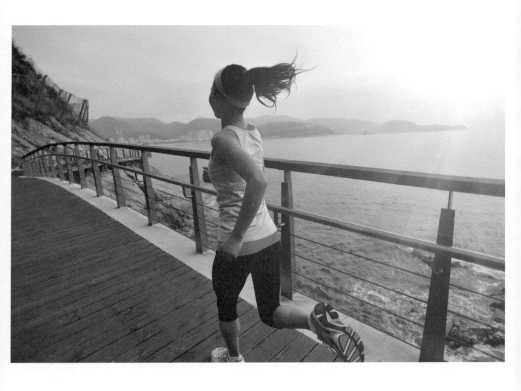

부록 1. 당신의 근육은 안녕하신가요

인류 최대의 과제
다이어트

01

몸을 대하는 우리의 자세

하인리히 법칙^{Heinrich's Law}이란 말이 있다. 사전적 의미는 '대형사고가 발생하기 전에 그와 관련된 수많은 가벼운 사고와 징후들이 반드시 존재한다는 것을 밝힌 법칙'이다. 하인리히 법칙은 '1:29:300 법칙'이라고도 부른다. 즉 큰 재해와 작은 재해 그리고 사소한 사고의 발생 비율이 1:29:300이라는 것이다.

사소한 문제가 발생하였을 때 이를 간과하지 말고 그 원인을 파악하고 잘못된 점을 바로 잡게 되면 대형 사고나 실패를 모면할 수 있게 된다는 메시지가 담긴 법칙이다.

그러나 많은 전조 현상이 있음에도 이를 무시하고 내버려 두면 돌이킬 수 없는 대형사고로 번질 수 있다는 것도 알아야 한다. 체르노빌 원전 사고가 대표적이라 할 수 있다.

몸도 마찬가지다. 그래서 건강검진이 필요한 것이다. 건강검진의 결과지는 중요한 참고 사항이요, 몸과 마음을 움직일 시점이다.

최근에 받은 건강검진 결과가 별로 좋지 않다. 위염과 용종으로 보이는 혹^{양성반응}이 있어 혹여나 위에 통증이 심하면 병원에 오기 바란다는 의사의 소견이 적혀 있었다. 그뿐인가, 간 수치도 좋지 않게 나왔다. 간세포가 손상되어 호르몬이 혈중 정상 수치를 초과했다고 나왔다. 그리고 고혈압에 콜레스테롤과 혈당 수치도 조금 높게 나왔다._{높은 정상}

건강을 아이템으로 먹고사는 내게는 충격이 아닐 수 없었다. 고객들을 건강하게 해 주면서 자신의 몸은 망가지게 내버려 둔 것이다. 그래도 '썩어도 준치'라고 기본은 할 줄 알았다. 그런데 기본도 안 됐다.

트레이닝의 가역성 원리_{자극을 멈추면 원래 상태 혹은 더 안 좋은 상태로 변하는 성질}는 누구든 피해갈 수 없다. 꾸준하게 운동을 해 왔던 사람도 90일 정도 운동_{유산소 및 웨이트 트레이닝}을 중단하면 근력과 근육량 그리고 심장과 폐기능이 현격히 떨어져 버린다.
특히, 누구보다 건강을 자신해 온 운동선수들이 은퇴 후 운동을 등한시한다면, 나중에 병을 키워서 돌이킬 수 없는 지경까지 다다르게 된다.

옛말에 '골골하며 여든'이라는 말이 있다. 병약한 사람이 오래 산다는 의미이다. 피트니스 관점에서 표현하자면 이렇다.
'자신은 늘 약하기 때문에 남들과 비교하지 않고, 과하지 않게 매사에 적당한 선에서 운동을 멈춘다. 하지만 매일 꾸준히 하는 것을 기본으로 한다.'

트레이닝을 토닥토닥

사후약방문死後 藥方文처럼 '건강을 잃고 후회하지 말아야겠다.'는 생각을 해 본다. 현재 몸에 내려진 황색 신호가 적색 신호로 변하지 않기 위해 생활 습관을 개선해야겠다. 먼저 야식을 끊고, 탄수화물을 자제하고, 일주일에 각각 세 번씩 유연성, 유산소성, 무산소성 운동을 1시간에서 1시간 반을 꾸준하게 진행해야겠다. 박완서 소설가는 자신의 몸에 대해서 아래와 같이 표현했는데 무릎을 치며 공감하게 된다.

"젊었을 적의 내 몸은 나하고 가장 친하고 만만한 벗이더니 나이 들면서 차차 내 몸은 나에게 삐치기 시작했고, 늘그막의 내 몸은 내가 한평생 모시고 길들여온, 나의 가장 무서운 상전이 되었다."

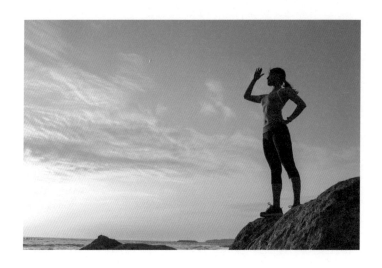

부록 2. 인류 최대의 과제 다이어트

02

체중감량은 인생의 동반자와 같다

그날은 10kg 감량을 끝으로 드디어 프로필 사진을 찍는 날이었다. 마지막까지 지방을 커팅하기 위해 아침 공복상태로 트레드밀 위에 선다. 그리고 1시간 동안 계속 달린다. 사진 촬영은 오후 3시 반. 아침과 점심 식사는 거의 굶다시피 했다.

사실 처음 이 제안단체 프로필 사진을 했을 당시 84kg의 안락한 생활에 변화를 주고 싶지는 않았다. 3년간 수업 외의 시간을 책과 글에 파묻혀 살다 보니 어느새 얼굴과 배가 윤택해져 버린 것이다. 헐렁했던 유니폼도 꽉 쪼여서 늘 수업시간에 배를 억지로 집어넣고 교묘히 가리는 번거로움이 생겼다. 그런데 어느 날 회의 시간에 과장님께서 "코어 트레이닝을 지도할 때 선생이 배가 나오면 동기부여가 전혀 안 된다."라고 말씀하셨다. 애써 내 시선을 피하면서 말했지만, 도둑이 제 발 저리듯 나를 두고 한 말처럼 들렸다.

그런 일이 있고 얼마 후, 함께 일하는 트레이너 중의 한 선생님이 살이 너무 많이 찐 나를 보고서 드디어 히든카드를 꺼냈다. 일사천리로 계약을 마치고 선금까지 지불해 놓고서는 두 달 후에 단체 몸 사진을 찍는다는 발표를 한 것이다. 이런 저런 이유로 벼랑 끝에 몰린 나는 자의에 의한 선택이 아니라 타의에 의한 체중 감량을 시작하게 된 것이다.

드디어 스튜디오 도착. 처음 찍어보는 몸 사진이기에 어떻게 준비

트레이닝을 토닥토닥

해야 할지 몰랐던 내게는 모든 주위 상황이 어색하기만 하다. 나머지 8명함께 근무하는 트레이너은 저마다 가져온 의상들을 입고 무대 뒤에서 근육으로 최대한 혈류량을 보내기 위해 마지막 힘까지 쥐어짜고 있다. 위기감을 느낀 나는 곧바로 그 분위기에 합류하여 펌핑 작업을 시작한다. 그런데 오늘 먹은 것이 하나도 없기에 도저히 근육 운동을 위한 힘이 나오질 않았다.

사진을 촬영하기 위해서 라인업에 들어선다. 다른 선생들과 근육의 선명도와 사이즈에서 차이가 많이 났다. 그래도 후회는 없다. 겉으로 보이는 모습보다 이번 경험을 통해 얻은 것이 너무 많다. 내 생애 첫 다이어트였고 10kg 감량을 통해 원래의 '동안 얼굴'로 돌아왔으며 옷을 고를 수 있는 선택의 폭도 넓어졌다. 무엇보다도 해냈다는 그 뿌듯함이 매너리즘에 빠진 현재의 삶에 큰 활력소가 된 것이다.

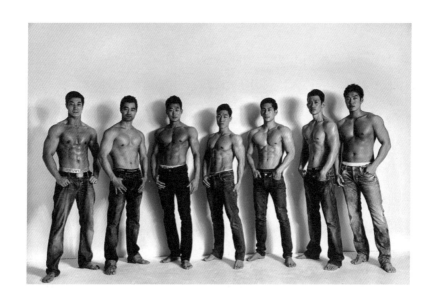

부록 2. 인류 최대의 과제 다이어트

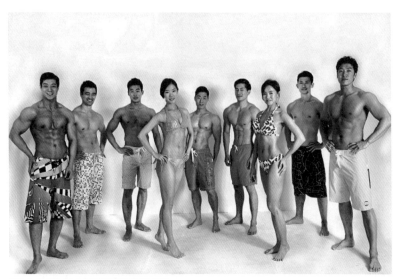
동료 트레이너 선생님들과 함께한 단체 사진

　두 달 만에 10kg 감량은 사실 바람직한 체중 조절은 아니다. 운동 처방론에 입각한 한 달간 감량 수준은 체중의 3~5%를 권하는 바이다. 그러나 근육량은 빠지면 안 된다. 근육을 제외한 지방만 3~5%를 감량해야 한다. 결코 쉬운 일이 아니다. 무리한 체중 감량은 몸의 부작용도 나타난다. 나 또한 다이어트 기간 내내 피곤함과 무기력증이 늘 따라다녔다.

　'삶에 아무런 일도 일어나지 않는 것은 내가 아무것도 안 하고 있기 때문이다'라는 말처럼, 힘들더라도 일단은 시작이 중요하다. 그렇게 되면 생각이 바뀌고 생각이 바뀌면 행동이 바뀌고 행동이 바뀌면 그 일을 할 수 있는 능력이 척수를 통해 근육으로 발현되는 것이다.

트레이닝을 토닥토닥

체중 감량을 통해 얻게 된 시너지 효과는 비단 외모의 변화만이 아닌 정신의 다이어트가 되어 육체와 마음의 상승효과를 이룬 느낌을 갖게 해 너무 가슴 벅차다.

하지만 더 중요한 것은 이제부터다. 반드시 체중은 원래의 상태로 되돌아가려고 온갖 술수를 다 쓸 것이다. 뇌는 예전의 안락했던 그 시절을 희구하고 있다. 그래서 현재의 체중은 진짜가 아니다. 아직도 체중조절 중인 것이다. 적어도 진짜 체중이 되려면 2년은 유지해야 한다.

일반적으로 좋은 습관을 만들기 위해선 21일 동안 꾸준히 반복하면 가능하다고 말한다. 21일이라는 기간은 체중 감량을 위해서도 중요한 시기이다. 뇌가 새로운 환경에 적응하기 위한 황금률인 것이다.

식사량을 조절하고, 안 하던 운동을 하게 되면 뇌에선 이러한 자극을 스트레스로 생각하여 방어반응을 일으킨다. 그래서 자꾸만 졸리게 하거나 배고픈 신호를 보내서 평소에 보유했던 칼로리를 되찾으려고 한다. 하지만 21일이 지나면 뇌에서는 모든 환경을 리셋해서 조절된 칼로리로 몸의 살림을 꾸려 나갈 수 있게 된다. 그래서 더 이상 졸리고 무기력하고 배고픈 현상이 일어나지 않게 된다. 먼저 21일을 보내는 것이 관건이다.

168kg의 초고도 비만이었던 개그맨 김수영 씨를 기억할 것이다. 김수영 씨는 수면 무호흡증으로 죽을 고비를 넘기고 선배 개그맨인

부록 2. 인류 최대의 과제 다이어트

이승윤 씨에게 찾아간다. 이승윤 씨는 사람 하나 살리는 마음으로 그의 요청을 받아들인다. 그리고 김수영 씨를 위해서 전 국민이 응원해주길 바라는 마음으로 예전처럼 '헬스보이'를 이슈화시키는 데 성공한다. 그 결과는 98.3kg. 무려 16주 만에 70kg 감량이다.

그러나 1년 만에 40kg이 늘어난 140kg이 되었다. 단기간에 체중을 뺐기에 나타난 요요현상이다. 아마도 예전 168kg을 육박하는 체중으로 되돌아갈 듯하다. 요요현상이 오게 된 원인은 예전만큼의 운동량이 부족한 데다가 식사량은 원상태로 돌아왔기 때문이다.

운동의 강도가 세고, 운동량이 많아지면 몸의 체중점Set point이 높아져서 감량된 체중을 유지하기 위해 더 많은 노력을 필요로 한다. 축구선수 안정환은 은퇴 뒤에 급격히 체중이 늘어났는데, 그만큼 먹는 양에 비해 운동량이 부족하기에 체중점을 조절하는 것이 어려운 것이다.

체중감량은 어찌 보면 지난한 과정이다. 최소 2년의 세월 동안 좋은 습관을 유지해야 한다. 하지만 체중감량을 통해 얻게 되는 몸과 마음의 상승효과를 생각한다면 해볼 만한 투자인 것이다.

당뇨병은 평생 낫지 않는 질환이다. 다소 상태가 좋아지는 것뿐이다. 그래서 당뇨를 제2의 동반자라 여기며 사이좋게 지내는 것이 최고의 방법이다. 화내지 않게 달래면서 말이다. 체중감량도 이와 같다고 생각한다. 체중은 잠시 나태해지면 늘어난다. 삶의 동반자 의식을 갖고 체중을 잘 살펴야 한다. 지금부터 체중감량은 죽을 때까지 함께하는 인생의 동반자라 생각하자.

트레이닝을 토닥토닥

03

다이어트 할 때 고강도 운동과 저강도 운동 중 뭐가 더 좋을까

핵심은 시간 단위당 이용하는 칼로리 양의 차이다. 유산소성 운동의 강도는 심박 수 120 beat~160 beat 정도로써 적어도 30분 이상을 유지해야 심폐기능의 향상과 체지방의 연소 효과를 볼 수 있다.

고강도 운동은 30분을 유지하기는 어렵다. 1분 내지는 10분 안팎정도 유지할 수 있다. 그리고 잠깐의 휴식을 취한 후 다음 동작을 시작해야 한다. 고강도 운동은 엄청난 산소가 필요하다. 그만큼 칼로리를 많이 사용한다. 그런데 고강도 운동 시보다 운동이 끝났을 때가 산소 소비량이 두 배 정도 이르게 된다는 이론이 있다.

바로 '운동 후 초과 산소 소비량Extra Postexercise Oxygen Consumption : EPOC'이라는 이론이다. 간단히 설명하자면, 운동으로 인한 인체의 여러 가지 항정상태항상성의 교란Disturbance 현상이라 말할 수 있다. 회복기 중에도 호흡근육은 얼마간 높은 활동수준을 유지한다. 또한, 심장박동도 안정 시 수준으로 회복될 때까지 수분이 소요된다. 따라서 산소 소비량에 따른 칼로리 소모도 지속해서 이루어진다고 볼 수 있다.『휴먼 퍼포먼스와 운동생리학』/ 정일규, 윤진환 / 대경북스 p395

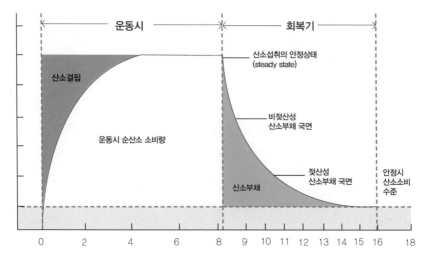

운동시 ←———————————→ ✕ ←——————— 회복기 ——————→

산소결핍

운동시 순산소 소비량

산소섭취의 안정상태
(steady state)

비젖산성
산소부채 국면

젖산성
산소부채 국면

안정시
산소소비
수준

산소부채

0 2 4 6 8 9 10 11 12 13 14 15 16 18

산소부채 : 운동 후 초과산소 소비량(extra postexercise oxygen consumption : EPOC)
『휴먼 퍼포먼스와 운동생리학』 / 정일규, 윤진환 / 대경북스 p 393

요약하자면 이렇다. 다이어트_{여기선 체중감량에 국한한다}에 좋은 운동은
30분 이상 지속할 경우는 중강도_{심박 수 120~160 beat}인 유산소성 운동
이 효과적이고, 저강도 운동을 단독적으로 운동할 경우는 거의 다이
어트에 도움을 줄 수 없다. 고강도 운동은 장시간 운동을 지속할 수
없는 단점이 있지만, 칼로리 소모는 유산소성 운동보다 높다.

그래서 요즘 많은 사람이 고강도 운동과 저강도 운동을 번갈아 가
면서 하는 순환운동과 고강도 운동과 불완전 휴식을 병행하는 인터벌
운동과 타바타 운동을 선호하고 있다. 이러한 운동을 30분에서 1시
간 정도 하게 되면 같은 시간 동안 유산소성 운동을 한 것에 비해 많

트레이닝을 토닥토닥

은 양의 칼로리운동 후 초과 산소 소비량에 따른 칼로리 양도 포함를 소모할 수 있게 되어 다이어트에 큰 효과를 볼 수 있다.

하지만 운동에 대한 경험이 적고 규칙적인 운동을 하지 않은 사람이라면 이러한 운동 형태는 관절과 근육에 무리가 될 수 있다. 또한, 인터벌 운동은 고혈압, 당뇨 등의 만성질환을 갖고 있다면 당연히 피해야만 할 것이다.

운동처방의 질적 요소는 운동 강도Intensity와 운동 형태Type이고, 양적 요소는 운동 형태Frequency와 운동 시간Time이다. 이 중 질적 요소인 운동 강도와 운동 형태는 프로그램을 계획하는 부분에 있어서 가장 먼저 고려하는 부분이다. 다이어트를 위한 가장 좋은 방법은 자신의 운동 강도와 운동 형태를 설정하여 꾸준하게 실천하는 것으로 생각한다.

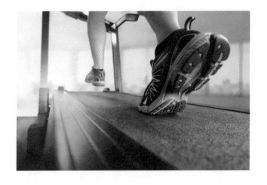

부록 2. 인류 최대의 과제 다이어트

04

다이어트에 효과적인 운동은 아침이 좋을까? 저녁이 좋을까?

퍼스널 트레이너로서 근무한 지 10년째다. 프리랜서이기 때문에 특별히 출퇴근 시간이 정해지지 않았다. 현재는 오후 6시에 퇴근 하지만 2년 전에는 새벽 6시부터 시작해서 밤 10시까지 개인 레슨을 했다. 물론 풀타임 내내 수업을 하는 건 아니다.

새벽부터 밤까지 수업을 진행하면서 회원 각각의 라이프스타일과 고유의 신체리듬에 따라 이용하는 시간대가 정해지는 것을 볼 수 있다. 새벽에 운동 하는 회원은 1년 내내 새벽에 수업을 받고, 저녁에 운동 하는 회원은 저녁 타임에 대부분 수업을 받는다.

그렇다면 다이어트에 효과적인 운동은 아침이 좋은가?, 아니면 저녁이 좋은가?

여기서 한 가지 짚고 넘어갈 사항이 있다. 다이어트^{체중조절}를 위한 운동이든 근육을 키우는 운동이든 일주일에 세 번 이상 규칙적으로 운동을 할 수 있도록 시간을 확보해야만 한다. 운동의 효과를 보기 위해서는 지속 가능한 것이 가장 중요하다. 아침이 좋다는 말, 혹은 저녁이 좋다는 말을 듣고 이리저리 시간을 옮기다 보면 생활습관과 패턴이 맞지 않아서 작심삼일로 끝나버려 되레 우리 몸의 생리적 기능이 깨져 역효과를 초래할 수 있게 된다.

다이어트에 효과적인 운동 시간은 인체의 생리적 기능들의 일정한

다이어트 체중조절를 부분의 체중조절는 작은 글씨 각주로 표기됨

주기를 알아보는데에서부터 시작한다. 운동처방사 송영규 원장은 '체온, 혈압, 대사호르몬 같은 생리적 기능들이 일정한 주기를 갖고 변화하기 때문에 신체의 변화에 맞게 운동을 하는 것이 효과적이다'라고 말했다.

먼저 호르몬이다. 아침은 공복상태가 길기 때문에 스트레스 호르몬인 코티졸과 아드레날린이 더 많이 분비되는데, 이 두 호르몬이 체지방을 분해하는데 관여한다. 보통 오전 7시에서 9시 사이에 많이 분비되며 이때 유산소성 운동을 하면 다른 시간에 운동을 하는 것보다 더 나은 효과를 볼 수 있다고 한다.

7시 이후의 저녁 운동은 부신피질 호르몬과 갑상선 자극 호르몬이 활발히 분비되어 근육 성장에 효과적이다. 시카고 대학 임상연구 센터에서 실험한 연구가 있는데, 20~30대 남녀 40명을 아침, 오후, 저녁, 밤으로 나눠 각각 10명씩 근육 운동을 시킨 결과 저녁이나 밤에 운동한 그룹에서 내분비 호르몬부신피질, 갑상선 자극 수치가 높아진 것으로 나왔다.

체온은 대개 오후 4시에서 5시 사이에 가장 높고, 잠에서 깨어나기 직전에 가장 낮다. 체온이 높을 때 운동을 하면 신진대사와 에너지 소비가 빠르기 때문에 부상의 위험도 적지만 잠에서 깬 상태가 얼마 지나지 않은 오전에는 신진대사와 에너지 소비가 가장 느리기 때문에 운동 시 관절과 근육에 부담을 줄 수 있다.

혈압과 혈당 또한 시간대별로 다르기 때문에 심혈관 질환을 갖고 있는 사람은 아침 운동 시 혈압에 무리를 줄 수 있으며, 밤늦게 하는 운동은 수면 중 저혈당 증세를 유발할 수 있기 때문에 당뇨병 환자는 무리한 운동은 삼가야 한다.

종합해보면, 다이어트체중조절가 목적이라면 아침 운동이 좋은데 충분한 준비운동을 통해 체온을 상승시킨 후 유산소성 운동을 주로 하는 것이 효과적이다. 시간이 정 없다면 온탕에서 잠시 체온을 상승시킨 후 운동을 해도 괜찮다. 또한 무거운 중량으로 근육을 향상시키기 위한 운동이 목적이라면 신진대사가 왕성한 저녁시간이 더 효과적이다.

그렇다면 생리학적 기능을 고려해 보면, 두 가지 운동유산소성, 무산소성에 대한 효과를 동시에 보기 위해선 오전과 저녁 사이에 운동을 하는 것이 바람직하다고 볼 수 있겠다.

그러나 다시 한 번 말하지만 중요한 것은 연속성이다. 매일 꾸준히 운동을 할 수 있는 시간대에 운동하는 것이 지금까지 살펴본 생리적 기능보다 우선이라는 사실이다. 언제 운동을 할 것인가는 자신의 운동 목적과 스스로의 생활습관을 고려하여 무리하지 않게 자기 패턴을 찾아 결정해야 한다. 공리주의 학자인 존 스튜어트 밀의 말은 운동에 있어서도 새겨둘 만하다.

"사람은 누구든지 자신의 삶을 자기 방식대로 사는 것이 바람직하다."

운동 또한 자기 패턴대로 운동하는 것이 바람직하다.

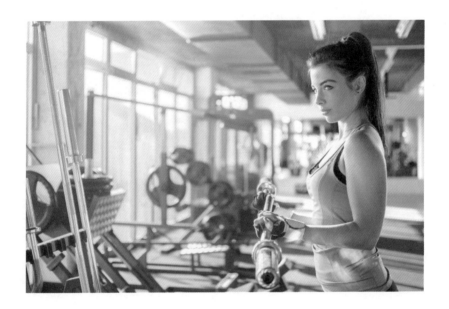

부록 2. 인류 최대의 과제 다이어트

05

체중감량의 성공 전략은 하체근육을 단련하는 것이다

역시 등산은 내려올 때가 힘들다. 정상에서 내려오면서 순간 공포 감이 몰려온다. 무릎이 휘청거리며 말을 잘 안 듣기 때문이다. 순간 발목과 코어 근육에 힘을 풀어 버리면 무릎이 꺾일 것만 같았다. '마 흔이 되니 이런 현상도 찾아오는구나, 서른 때는 몰랐었는데 말이다. 아무리 운동 부족이라도 무릎만큼은 튼튼했는데….'

햄스트링^{허벅지 뒤쪽 근육} 근육을 단련시켜야겠다는 생각을 간절히 해본다. 햄스트링^{Hamstrings} 근육인 슬괵근은 앞에 있는 대퇴사두근 ^{Quadriceps Femoris, 허벅지 앞쪽 근육}과 서로 길항적^{반대 기능} 관계를 유지하 면서 하체의 양대 산맥으로 자리 잡고 있다. 산을 오를 때는 대퇴사 두근이, 내려올 때는 햄스트링이 주로 사용된다. 그리고 달리기를 할 때도 앞으로 나가기 위한 근육은 대퇴사두근이요, 다음 동작을 더욱 빨리 연결하기 위해서 최대한 다리를 접어서 끌고 오게끔 만드는 근 육은 햄스트링이 역할을 담당한다. 그런데 두 다리의 힘의 비율을 볼 때 가장 바람직한 구성은 2:1이다. 즉 대퇴사두근은 2, 햄스트링은 1 이다.

여기서 대퇴사두근과 햄스트링 근육의 제원에 대해서 간략히 설명 하고자 한다. 먼저 대퇴사두근을 구성하는 대퇴직근과 외측광근, 내

트레이닝을 토닥토닥

측광근, 중간근 이렇게 네 개의 근육이 앞쪽 골반장골과 무릎 밑으로 붙어 있다.

그리고 햄스트링인데, 이 근육은 먼저 대퇴이두근긴 근육, 짧은 근육과 반막양근막처럼 생겼다 해서 붙은 이름이다, 반건양근건처럼 생겼다 해서 붙은 이름이다으로 구성되어 있다. 햄스트링은 우리가 앉을 때 사용하는 뼈인 좌골坐骨에 붙어서 무릎 뒤쪽 밑에까지 붙어 있다.

이렇게 대퇴사두근과 햄스트링은 네 개씩 근육의 무리가 같다. 하지만 사용되는 용도에 있어서는 다소 차이가 있다. 대퇴사두근이 힘을 쓰는 근육이라면 햄스트링은 조절하는 근육이요, 브레이크를 거는 근육이라 말할 수 있겠다.

요즘 하체 운동을 하는 사람들의 모습을 보면 전부다 앞쪽 근육에만 치중해서 운동을 하는 경향을 볼 수 있다. '스쿼트'와 '런지'는 해도 '데드 리프트허리를 편 상태로 물건 들어올리기'나 '레그컬발을 무릎 뒤로 접는 동작'은 잘 하지 않는다. '스쿼트'와 '런지'는 대퇴사두와 엉덩이를 강화시키지만 햄스트링을 단련시키는 데는 부족한 부분이 있다. 그래서 단독적으로 '레그컬' 등의 기구를 통해서 햄스트링 운동을 해 줘야 한다. 그래야 2:1의 근력의 구성을 유지할 수 있게 되어 부상을 방지할 수 있다. 근육은 상호 보완적 관계 즉 밸런스Balance가 잘 맞아야 한다. 또한 양쪽 햄스트링의 근력이 차이가 나면 한쪽으로 회전하는 현상을 볼 수 있는데, 주로 수영장에서 발차기 연습을 할 때 자주 일어난다. 사실상 고관절다리뼈와 골반이 만나는 곳의 강력한 신전다리를 뒤로 보내는 근육은 햄스트링이다. 엉덩이 근육은 신전보다는 골반과 고관절의 안정화^{고정}를 담당하는 역할이 더 크다.

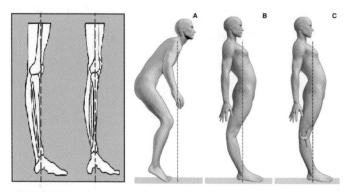

전반슬(前反膝 : Back Knee, Genu Recuvatum

　모든 사람들이 햄스트링 운동을 해야 되겠지만 무릎의 변형이 온 사람은 더욱 햄스트링 운동을 많이 해야 한다. 일명 전반슬^{前反膝 :} ^{Back Knee, Genu Recuvatum}이라고 하는 무릎의 형태인데 앞에서 보면 무릎이 위와 아래가 찌그러든 것처럼 심한 압박력을 받고 있는 상태가 된다. 시상면^{Sagittal Plane : 옆모습}에서 봤을 때 대퇴골^{무릎 위에 있는 근육}과 하퇴골^{무릎 아래에 있는 근육}이 수직으로 부착된 것이 아니라 뒤로 휘어서 연접하고 있어서 무릎이 과도하게 스트레스를 받게 된다. 이렇게 되면 무릎의 통증이 심하며 중력에 대항하여 몸의 중심선을 맞추기 위해 허리를 과도하게 앞으로 휘어 버리게 되어 전만증^{Lordosis : 허리가 과도하게}

트레이닝을 토닥토닥

앞으로 나온 자세을 유도하게 된다. 그러니 허리 통증 또한 심할 수밖에 없다. 해답은 햄스트링의 강화이며 이것은 무엇보다 중요하다.

앞에서 살펴보았듯이 햄스트링은 우리 몸을 바르게 움직이고 올바르게 유지할 수 있게 만드는 중요한 근육이다. 또한 달리기를 통한 체중조절을 위해서도 햄스트링 운동은 반드시 필요하다. 당장이라도 햄스트링 운동을 시작하자.

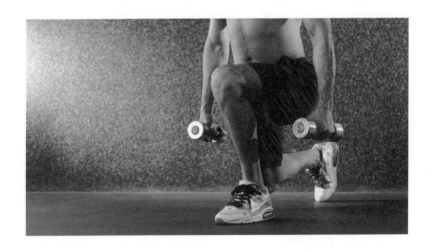

부록 2. 인류 최대의 과제 다이어트

지방을 없애는 효과적인 운동 강도는?

일반적으로, 탄수화물에서 나오는 에너지는 지갑 속 현금이고, 지방과 단백질에서 만들어지는 에너지는 은행에서 보유하고 있는 현금이라고 말할 수 있다. 이렇게 분류한 것은 에너지의 저장량과 에너지 동원 순서 때문이다.

탄수화물은 근육에 200g~300g, 간에 50g~100g이 저장되어 있다. 또한, 근육으로 에너지를 전달하는 속도도 가장 빠르다. 지방은 피하지방과 장기 표면에 저장되어 있는데, 그 양을 산출해 낼 수 없을 정도로 많다. 사체를 해부하려면 우선 지방을 걷어내야 하는데, 많은 시간이 걸린다고 들었다. 또한, 에너지 동원 순서는 단백질보다 빠르다.

단백질은 머리카락이나 손톱, 피부에 탄력을 주는 엘라스틴 등 우리 몸을 구성하는데 필요한 물질이자, 에너지원으로 사용된다. 단백질은 체중의 약 40%를 차지하고 있는 근육에 저장되어 있다. 에너지 저장 상태는 탄수화물보다 많다. 하지만 에너지로 사용되려면 탄수화물과 지방에 있는 에너지가 어느 정도 동원된 이후부터다. 왜냐면 단백질의 존재 목적은 먼저 몸의 고유한 생물학적 기능을 유지하는 것이기 때문이다. 그다음이 에너지원으로 사용되는 것이다.

지금까지 몸의 에너지원에 대해서 살펴보았는데, 이번에는 이 에너지원을 통해 효과적으로 지방을 태워버리는 운동 강도에 대해서 알아보자.

먼저 저강도 운동인, 걷기다. 걷기정보는 제외는 에너지 동원시스템에서는 지방이 주로 사용된다. 그러나 에너지 총량에서는 턱없이 부족하다. 안톤 체호프의 책 『개를 데리고 다니는 여인』처럼 공원을 2시간 동안 산책을 하더라도 지방으로 사용되는 연소율은 낮다.

즉 지방은 낮은 강도에서 더 많은 '비율'로 연소하는 것이 사실이지만 낮은 강도에서 더 많은 양이 에너지로 사용된다는 뜻은 아니다. 그러나 걷기는 신경을 개선해주는 '세로토닌'이라는 신경전달물질을 왕성하게 분비하는 데 도움을 준다. 기분전환을 위해서는 필요한 강도의 운동이다. 철학자들은 걷는 사람이라는 말도 있다.

두 번째로는 중등도 강도의 운동인, 조깅이다. 지방이 많이 연소하는 구간이 있다. 운동 중 심박 수가 120 beat~160 beat 정도에 속한다. 이것을 몸이 느끼는 '피로도'로 말하자면, '약간 힘들다~힘들다' 정도이다. 조깅이 가장 근접한 강도에 속한다. 이 강도에서는 탄수화물이 지방보다는 비율적인 면에서는 더 많이 사용되지만, 지방을 연소하는 에너지양은 저강도 운동인 걷기보다는 많이 동원된다.

마지막으로 고강도의 운동이다. 고강도 운동은 인터벌 운동에서처럼 숨이 헐떡거릴 정도의 강도를 말한다. 고강도의 운동에서는 저강도, 중등도에서보다도 더욱 훨씬 많은 양의 지방 에너지가 소모된다. 그러므로 고강도의 웨이트 트레이닝을 1시간을 하더라도 지방은 충분히 날려버릴 수 있다. 문제는 그만큼 지속할 수 있는 체력이 관건이다.

정리하자면, 지방을 효과적으로 없앨 수 있는 강도에너지 소모량는 중등도 강도인, 조깅이다. 그러나 체력이 받쳐준다면, 고강도 운동을 해도 무방하다. 더 좋은 방법은 조깅 30분, 고강도 웨이트 트레이닝 1시간 정도이다. 그리고 기분을 전환하기 위해 주말에 한 번쯤은 공원에서 산책하는 것도 필요하겠다.

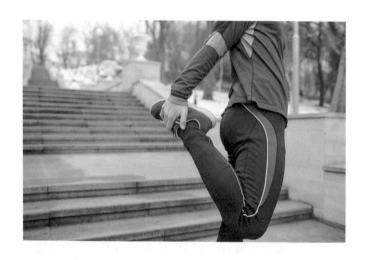

트레이닝을 토닥토닥

07

먹는 것과 운동, 숙명의 라이벌 관계

아내와 브런치를 먹기 위해 오랜만에 '아웃백'에 들렀다. 샐러드와 스테이크 세트를 주문했다. 드디어 음식이 나왔다. 허기진 배를 채우기 위해 우린 잠시 대화를 미루고 육체의 갈급함을 해결한다.

식이 요법을 하고 있어서 자극적인 음식을 먹지 않고 있었는데, 스테이크에 뿌려진 양념을 맛보고는 싱겁고 담백한 맛에 길들어진 혀끝이 요동친다. 인간의 본능이 되살아난 것이다. 지방 조직에 숨어 있던 렙틴이라는 호르몬이 뇌의 포만 중추를 무력화 시켰다. 나는 잠시 이성을 잃고 지금까지 잘해온 절제력을 무장해제한 채 마가린에 버무려진 찐 고구마에 탐닉해 버린다.

시간이 지나 본능이 잠잠해지고 다시 이성이 되살아나는 순간. 나는 절규한다. 먹은 음식을 입으로 끌어 올리고 싶은 몸부림에 사로잡힌다. 다행히 운동이라는 대응책이 있기에 마음을 진정시킬 수 있었다.

"들어온 칼로리를 도로 운동으로 내보내리라."

그런데 지나치게 운동으로만 칼로리를 조절하는 것도 문제가 된다. 몸은 가역성의 원리운동 효과는 운동을 지속하면 증가. 운동을 중지하면 감소에 영향을 받기 때문에, 가령 부상을 당해 운동을 할 수 없는 상태가 되면 지금까지 먹고Input 운동Output한 시스템에 차질이 생겨 엄청나게 체중이 늘게 된다. 비근한 예로 과한 운동을 한 선수일수록 은퇴하면 하나같이 체중이 많이 증가한다. 태권도 선수를 했던 선배도 은퇴 후 체중이 많이 나가서 관절통에 시달리고 있다.

예전에 국가대표 축구선수였던 안정환의 몸을 보니, 선수 시절 테리우스라는 별명에 준하는 몸매는 온데간데없고 얼굴과 배에 살이 붙어 풍만한 아저씨 모습을 하고 있었다. 안정환 선수 또한 예전만큼의 운동량이 받쳐주지 못하고 먹는 것은 평상시대로 먹고 있기 때문에 칼로리가 체내에 쌓여서 체중이 늘어날 수밖에 없는 것이다.

평생 해야 할 것이 운동이지만, 지나친 운동량은 몸의 체중점Set point을 높여 현재의 체중을 유지하기 위해 많은 양의 운동을 해야만 한다.

언젠가 수영선수 박태환이 하루 동안 먹는 칼로리를 소개한 바 있기에 전공자의 눈으로 섬세하게 바라봤다. 그런데 너무도 놀랐다. 하루에 2만 칼로리를 먹는다. 참고로 리듬체조 선수인 손연재는 하루 800칼로리를 섭취한다.

박태환의 몸매는 누가 봐도 근육질의 탄탄한 몸이다. 하루에 2만 칼로리를 먹지만 그만큼 2만 칼로리에 버금가는 운동을 하기 때문에 몸속의 3대 영양소인 탄수화물과 단백질 그리고 지방이 순서대로 연료로 쓰이면서 멋진 근육을 만들 수 있게 되는 것이다. 말이 2만 칼로리지 일반인들이 하루에 그만한 운동량을 소화해 낸다면 탈진상태로 쓰러지고 말 것이다.

다이어트의 핵심은 칼로리이다. 들어온 열량과 나가는 열량이 같아도 문제가 된다. 박태환 선수처럼 운동과 식이를 조절할 수 있는 여력이 된다면 문제없겠지만 운동이든 먹는 거든 과유불급은 금물이다. 칼로리와의 전쟁은 그 어떤 전투보다 치열하고 길다. 평균 80년이다.

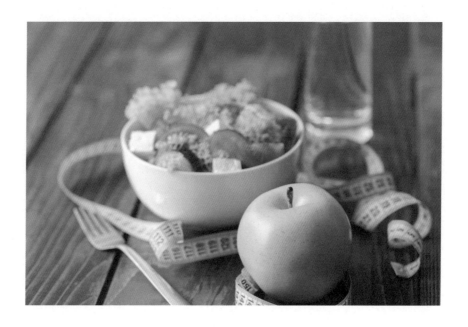

부록 2. 인류 최대의 과제 다이어트

08

규칙적인 식사를 해야만 하는 이유*

밀림의 왕자, 사자는 사냥에 성공하면 한 끼 포식한다. 그리고 다음 사냥까지 전혀 음식을 먹지 않는다. 평균 하루에 한 끼도 먹지 않는 셈이다.

1일 1식을 유지하고 있는 지인이 위와 같은 사자의 식사 습관을 설명하면서 본인도 점심 한 끼만 양질의 식사를 한다고 했다. 그러나 위장관은 한 번에 들어와야 하는 많은 양의 음식을 소화하고 흡수하느라 엄청난 부담을 가지며 일해야 하며, 혈당을 일정하게 유지해야 하는 인슐린도 분비량을 더 늘려가며 일해야 한다. 지금껏 아무 탈 없이 유지하고 있는 것을 보면 소화력은 타고난 듯하다.

그러나 일반적인 식사 패턴은 삼시 세끼다. 꼬르륵하는 배꼽시계도 하루 세 번에 맞춰 울려 댄다. 하루 세 번 울려대는 배고픔의 신호인 식사 시계Food Clock는 인체의 생리적 작용 때문에 정확히 작동하게 된다. 즉 우리 몸의 대사와 에너지 비축에 관여하는 장기나 조직, 호르몬 분비 등은 하루 세 번 식사에 맞춰져 있다.

----

* 『신인류 다이어트』 / 박용우 / 김영사

296

트레이닝을 토닥토닥

아침 식사를 거르는 경우를 생각해 보자. 전날 저녁을 7시에 먹었다면 다음 날 낮 12시에 점심을 먹기까지 열일곱 시간 동안 음식을 먹지 않은 셈이 된다.

이럴 때 나타나는 몸속의 생리적 반응을 살펴보면, 우리 몸에서는 혈당을 일정하게 유지해야 하므로 간에서 비축하고 있던 글리코겐^{탄수화물}을 분해하여 혈액으로 내보낸다. 간의 글리코겐 비축량은 대략 100g 정도밖에 되지 않으므로 식사하고 나서 네 시간이나 여섯 시간이 지나면 뇌에서는 음식이 들어올 때가 되었다는 신호를 보내기 시작한다. 하지만 열두 시간이 넘어도 음식이 들어오지 않으면 본능적으로 '기아 상태'가 올지 모른다는 불안감으로 기초대사량을 낮추면서 비상사태에 대비한다. 기초대사량이 낮아진다는 것은 보유한 근육량이 소실됨을 의미한다. 즉 자동차로 비유하자면 에쿠스의 엔진에서 티코의 엔진으로 바뀌게 되는 것을 의미한다.

우리 몸속에 음식이 들어오면 활발히 움직이는 호르몬이 세 가지가 있다.

첫째는, 혈당을 조절하는 인슐린과 글루카곤이다. 인슐린과 글루카곤은 서로 다른 기능을 하면서 혈당을 조절한다. 식사하면 혈당이 오르면서 인슐린이 작용하여 근육과 지방세포에 탄수화물인 포도당이 쌓이게 된다. 반면에 운동하게 되면 글루카곤이 작용하여 근육과 지방세포에 쌓여 있던 탄수화물을 에너지로 사용하게 된다.

두 번째는, 끼니마다 배고픔을 일으키는 그렐린이다. 그렐린은 위에서 분비되는 내분비물로써, 공복 호르몬Hunger hormone이라고도 한다. 그렐린은 식사 전에 수치가 올라가고 식사 후에는 수치가 내려가는 성질이 있다.

세 번째는, 체지방량을 일정하게 유지해 주는 렙틴이다. 렙틴은 지방세포에서 분비된다. 렙틴의 작용으로 몸속의 지방량은 큰 폭의 변화 없이 일정한 수준을 유지할 수 있다. 가령 전날 밤에 회식해서 많은 양의 음식을 섭취했어도 들어온 열량이 전부 지방으로 축적되는 것이 아니다. 즉 렙틴의 작용으로 현재의 체중점을 유지하게 되어 과다한 지방량이 쌓이는 것을 조절할 수 있게 되는 것이다.

인슐린과 글루카곤, 그렐린, 그리고 렙틴은 기본적으로 하루 세끼에 가장 적절히 대응하도록 프로그램 되어 있다. 이러한 호르몬이 적절하게 작용해야만 인체가 무리 없이 제 기능을 하게 되는 것이다. 그래서 하루에 세 번, 규칙적인 식사가 중요하다.
잠시 영유아 시절로 돌아가 보자.
신생아는 낮과 밤을 가리지 않고 두세 시간마다 젖을 달라고 보챈다. 그 횟수는 생후 3개월이 되면 하루 네 번에서 여섯 번으로 줄어들고, 6개월이 지나면 서너 번으로 자리를 잡는다. 이러한 현상은 우리 몸의 장기와 호르몬 분비 등이 하루 세 번 식사에 맞춰져 있는 반증이 아닐까 생각해 본다.

09

아침공복운동은 체중조절에 독이 될까, 약이 될까

예전에 내게 수업을 받고 있는 회원께서 체중 감량에 대해서 질문한 것이 생각난다.

"살 빼려면 언제 운동을 해야 하나요?"

그래서 나는 잠시 생각하다가 답을 주었다.

"새벽 운동을 하시면 어떨까요? 아침공복운동이 체중 감량에 도움이 될 것 같습니다."

이후로 그 회원은 한 달간 꾸준히 공복 상태로 러닝머신 위를 30분간 윗옷이 땀으로 흥건히 젖을 정도로 달렸다. 그 기간 동안 식사 조절은 알 수 없으나 한 달 만에 약 5kg 정도 체중을 감량했다.

실제 아침공복운동이 체중감량에 도움이 되는가에 대해서는 '호불호好不好'가 첨예하게 나뉜다. 먼저 도움이 안 된다효과적이라 할 수 없다는 주장은 이렇다.

'아침 공복에는 몸속의 탄수화물이 가장 적은 상태이므로 이때 운동을 하면 지방을 더 효과적으로 태울 수 있기 때문에 아침 운동을 하는 것이 더 낫다고 하지만, 공복에 운동을 하게 되면 간에 저장된 탄수화물(글리코겐)이 부족하기 때문에 단백질을 사용하게 된다. 이렇게 되면 단백질이 근육을 끌어다 사용하기 때문에 근육의 손실을 초래한다. 또한 근육의 손실로 기초대사량이 떨어지게 되므로 조금만 먹어도 쉽게 살

이 찌는 체질로 변하게 된다.'

그 다음으로 도움이 된다_{효과적이다}는 주장은 이렇다.

'아침식사를 하기 직전인 이 상태는 공복 상태이기 때문에 혈액 내 포
도당(탄수화물이 에너지로 사용될 수 있도록 분해된 상태)수치가 가장 낮고 지방
산(지방이 완전 분해되어 연료로 사용될 수 있는 상태) 수치가 가장 높을 때이다.
즉, 간에 저장되었던 탄수화물이 분해되어 혈액으로 동원된 상태를 말
한다. 그런데 공복 시 탄수화물은 대부분 뇌로 이동된다. 뇌는 편식이
심해서 탄수화물만 먹고 살기 때문이다. 근육은 하는 수 없이 탄수화
물 대신 지방을 주로 사용한다. 이때 운동을 하게 되면 지방세포는 지
방을 계속 혈액을 통해 근육으로 이동시킨다. 그렇게 되면 근육은 탄
수화물의 차선책으로 지방을 이용하여 에너지를 만들어 낸다. 소위 '지
방분해모드'가 지속되는 것이다. 실제로 간에 저장된 탄수화물이 부족
하여 단백질을 사용하는 단계는 아침 공복상태에서는 이루어지지 않는
다. 아침, 점심, 저녁을 다 굶게 되면 간에 비축된 탄수화물은 거의 다
고갈된다. 그때에 비로소 단백질이 원료로 사용되어 탄수화물을 새롭
게 만들어 뇌에게 공급하게 된다. 이렇게 단식이 지속되면 체내에서는
근육 속의 단백질이 빠르게 고갈되는 것을 막기 위해서 차차선을 택하
게 된다. 그것이 바로 케톤체이다. 케톤체는 지방의 부산물로서 질 낮
은 '짝퉁' 탄수화물이라 할 수 있겠다. 뇌가 살기 위한 마지막 보루인
것이다.'

트레이닝을 토닥토닥

여기서 한 가지 짚고 넘어가야 할 사항이 있는데, 그것은 인슐린이다. 인슐린은 탄수화물과 지방, 그리고 단백질을 적절히 조율하는 호르몬이다. 인슐린은 당뇨를 치료하기 위해서도 필요한 호르몬이지만 에너지 대사에 있어서도 중요한 역할을 하고 있다. 간단히 설명하자면, 인슐린은 동화작용^{합성}을 하는 호르몬이다.

식사를 하고 혈당이 상승하게 되면 인슐린이 췌장 내 랑게르한스섬의 베타 세포에서 분비된다. 인슐린은 혈액 내 포도당^{탄수화물이 완전 분해된 상태}을 간이나 근육세포로 끌어들여 다시 글리코겐^{포도당이 두 개 이상 결합된 덩어리}의 형태로 저장하는 일을 한다. 또한 근육을 만들기 위해서 단백질을 합성한다. 지방도 동시에 중성지방 형태로 지방세포로 비축하게 된다.

그와 반대로 식사를 하기 전에는 인슐린의 작용은 최소한으로 줄게 되고, 글루카곤이 활성화된다. 글루카곤도 췌장의 랑게르한스섬에서 분비되는데 알파 세포에서 나온다. 운동 시에는 글루카곤이 더욱 활성화된다. 인슐린은 상대적으로 적게 분비된다. 운동을 하게 되면 근육을 많이 움직여야 하기 때문에 많은 에너지가 필요하다. 따라서 근육세포에서는 탄수화물과 지방을 분해해서 에너지를 생성하게 된다.

간단히 정리하자면, 인슐린의 분비가 최소한으로 작용하는 시점인 공복상태에서 운동을 하게 되면 지방을 감량하는 데 있어서 효과적이라 볼 수 있다. 그러나 아침공복운동 후 식욕을 참지 못하고 평상시에 먹던 식사량 이상으로 섭취할 수 있어서 칼로리를 더 많이 높일 수 있다. 또한 하루 내내 피로감과 무기력감으로 인해 신체 활동이 줄어들어 일상생활을 하는 데 있어서 다소 무리할 수 있다. 이러한 현상은 우리 몸의 항상성 기전이 발동된 보상작용이라고 할 수 있다. 또한 공복상태의 운동은 당뇨병 환자에게 저혈당 상태를 초래할 수 있기 때문에 혈당이 높은 사람은 반드시 피해야만 한다.

단기간에 체중을 감량해야만 하는 목적이 있다면 한시적으로 아침 공복운동을 시도하는 것은 문제가 되지 않을 것 같다. 그러나 24시간 동안 고유의 신체리듬에 따라 운동을 하는 것이 더 중요하리라 생각한다.

한 달간 아침 공복상태로 운동을 한 내 회원도 며칠 동안은 많이 힘들어했다. 얼굴도 피곤함이 묻어났었다. 그러나 체중의 변화가 일어나면서 체지방 5kg 감량, 근육량 0.5kg 소실 참고 꾸준히 아침공복운동을 한 결과 보상작용의 부정적 효과들을 이겨 낼 수 있었다. 그러나 한 달이 지나고 나서는 아침에 얼굴을 자주 볼 수 없었다.

10

'고지방 저탄수화물'을 대신할 새로운 다이어트 방법

요새 탄수화물이 주목받고 있다. 탄수화물을 줄이고5~10% 지방을 맘껏 먹는 것70~75%이 다이어트에 도움이 된다는 한 학자의 주장에 운동과 건강을 아이템으로 하는 회사나 개인이 동요하고 있다.

그간 탄수화물의 기세에 눌려 지방은 천시 받고 괄시 당했다. 그런데 살찌는 것에 대한 누명을 벗게 되었다는 소식과 함께 기름 장사들의 함성소리가 모든 곳에 울려 퍼지는 듯했다. 마치 독립을 맞은 것처럼 말이다.

탄수화물은 에너지원으로서 활용가치가 높다. 하지만 조직을 만드는 일에는 크게 관여하지 않는다. 그것은 단백질과 지방의 몫이다. 탄수화물의 과다 공급은 만병의 원인이 된다. 특히 당뇨병은 몸에 '단거'가 축적되어 Danger데인저를 초래하게 된다. 그래서 모든 중독 중의 으뜸은 탄수화물 중독이다.

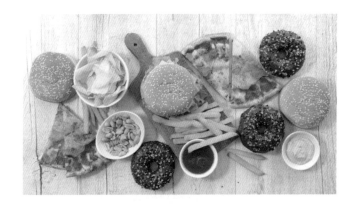

부록 2. 인류 최대의 과제 다이어트

간단히 자신이 탄수화물 중독인지 아닌지를 테스트하는 방법이 있다. 밥을 한 상 거하게 먹고도 눈앞에 빵을 보고, 먹고 싶은 충동이 생긴다면 조심스럽게 탄수화물 중독을 의심할 수 있다.

'지방은 탄수화물 불꽃 아래에서 연소한다'는 말이 있다. 지방을 에너지로 사용하기 위해선 탄수화물이 기본적으로 필요하다는 말이다. 그런데 체내에 탄수화물이 부족하게 되면 지방은 온전히 태울 수 없게 되는 것이다. 특히 뇌는 일을 하기 위한 주원료로 탄수화물만 고집한다. 하루에 주입하는 연료량은 120~160g이다. 그런데 탄수화물이 체내에 부족하면 차선책으로 지방의 부산물인 케톤을 끌어다 쓰게 된다. 그렇게 되다 보니 머리가 띵하고 혈색도 좋지 않게 되어 무기력함에 빠지게 되고 마는 것이다. 이것은 마치 경유차에 가솔린을 넣고 시동을 거는 것과 마찬가지인 것이다.

나는 '고지방 저탄수화물'의 이론을 내세운 학자들의 숨은 뜻을 파악해 봤다. 행간엔 많이 먹고는 싶고, 운동은 하기 싫고, 살은 빼고 싶은 욕심과 합리화가 이런 붐을 만들었다고 한다.

그러나 지나친 탄수화물의 섭취로 인해 사람들이 위험에 노출되어 있다는 것을 알리기 위해 화제를 전환시키고자 한 학자들의 용인된 의도가 숨어있는 것은 아닐까. 그래서 필요한 것이 단백질이다. 탄수화물과 지방의 섭취를 조금씩 조절하여 단백질량을 높이는 것이다. 무엇보다도 단백질은 탄수화물이나 지방보다 포만감을 주는 효과가 더 커서, 같은 양을 섭취하더라도 칼로리가 낮으며 반면에 비슷한 포만감을 느끼게 해 주는 장점이 있다.

트레이닝을 토닥토닥

이러한 주장을 내세워 책을 낸 전문의가 있다. 바로 '리셋의원 비만 클리닉' 박용우 원장이다. 그의 책 『신인류 다이어트』에서 주장하는 다이어트는 '프로Pro-다이어트'로, 단백질프로테인을 강조하는 다이어 트라는 뜻이 담겨져 있다. 박용우 원장이 내세운 영양소 비율은 이렇다.

'체중 감량기시 탄수화물 50% : 지방 25% : 단백질 25%'
'체중 유지기시 탄수화물 50% : 지방 30% : 단백질 20%'

'프로Pro-다이어트'의 핵심은 탄수화물의 양을 줄이고 단백질 양을 늘리는 것인데, 그럼 과연 단백질은 얼마큼 먹어야 하는가?

그동안의 실험실 연구와 동물 실험 등에서 나온 결과에 의하면 성인에게 필요한 단백질은 단위체중kg당 0.8~1g이다. 성인 여성 40~60g, 성인 남성 50~75g 정도에 해당한다. 하지만 이것은 신체 활동량이 별로 없는 평균 성인의 섭취권장량이다. 규칙적으로 운동 을 하고 있거나 근육을 만들고 싶어 하는 사람들은 이보다 더 많은 양의 단백질을 섭취해야 한다. 그 양은 대략 단위체중kg당 1.2~2g 정도이다.

더 간략히 말하자면, 평소 먹는 식사 중에 단백질이 함유된 음식을 챙겨 먹는 것이다. 그리고 간식으로 저지방 우유나 계란 흰자 등을 먹는다. 또한 밥을 반으로 줄이고 닭가슴살100g을 함께 먹게 되면 포 만감을 유지할 수 있어서 과식을 방지할 수 있다.

넘침은 모자람만 못하다. 넘침이 화근이다. 다이어트 실패도 넘침

에 있다. 앞으로의 지구는 모든 '넘침'과 전쟁을 해야만 할 것이다. 넘
침은 인류의 절멸을 의미한다.

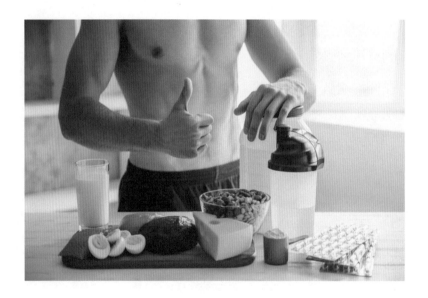

트레이닝을 토닥토닥

11

다이어트를 하는 동안 기분전환이 필요한 이유?

몇 주간 체중 감량을 한다고 식사량을 대폭 줄였다. 먹는 것이라곤 밥과 나물 그리고 채소가 전부다. 간혹 두부와 달걀 그리고 닭가슴살도 먹지만 늘 '꼬르륵'하고 위가 농성한다. 포만감이 없는 상태에서 생활하다 보니 자꾸만 짜증이 난다. 별것 아닌 상황에도 얼굴을 찡그리기 일쑤다. 정리정돈이 되지 않은 아이들 방을 보고는, 버럭버럭하고 소리를 지른다. 또한, 숙제를 봐 주다가 "그것도 못 하냐"고 비하 발언을 퍼붓는다. 체력 또한 비실거려 집에만 가면 자꾸만 졸리고 기력이 없다.

게다가 코감기까지 와서 머리가 어지럽고 코가 맹맹하여 정신이 혼미해진다. 해야 할 일이 쌓였는데도 도저히 책상에 앉을 엄두가 나지 않는다.

엎친 데 덮친 격으로 며칠 전부터 몸에 알레르기성 반응으로 두드러기까지 났다. 군데군데에 빨갛게 도드라져서 보기도 흉하고 간지럽기까지 하니 최악의 몸 상태. 내가 자꾸 짜증을 부리니 아내도 불만 어린 표정으로 무언의 시위를 한다. 행복한 모습은 온데간데없고 어두운 기운이 집안을 휘감고 있다.

식사량을 줄인 결과가 몸과 마음의 면역 시스템을 망가뜨린 것인가. 마음속에 나쁜 생각을 할 때마다 노르아드레날린이라는 호르몬은 비처럼 쏟아진다고 한다. 일명 스트레스 호르몬이라고 하는 노르아드레날린은 다양한 스트레스와 짜증과 고민을 할 때마다 엄청난 양을 온몸에 분비시킨다.

과학자들이 노르아드레날린을 검사해 보았더니 코브라 독에 버금가는 독성이 있는 것으로 밝혀졌다. 그래서 노르아드레날린은 '악마의 호르몬'이라고 부르기까지 한다. 반면에 긍정적인 생각을 할 때마다 분비되는 베타엔도르핀은 '천재 호르몬'이라는 별명을 갖고 있다. 그런데 노르아드레날린은 베타엔도르핀의 분비를 막는 역할을 한다.

기분전환은 노르아드레날린의 분비를 막고 베타 엔도르핀을 나오게 하는 효과가 있으므로 많은 사람이 여행을 떠나는 듯하다. 내게도 여행은 아니지만, 기분전환 코스가 있다. 그것은 프로야구 시청이다. 이 시간만큼은 그 어떤 근심과 걱정이 파고들 수 없다. 경기가 끝날 때까지 몰입한다. 때론 경기가 질 경우엔 극도의 스트레스를 받지만, 그것은 평소에 받는 삶의 스트레스와는 다른 성질의 것이다. 응원하는 팀이 승리를 거두면 선수들이 기뻐하는 것처럼 나 또한 기분이 좋아진다. 그래서 관객은 제2의 선수라고 하는 말이 나왔나 보다.

기분전환을 위한 또 다른 방법의 하나는 운동이다.

특히 트레드밀이나 야외에서 건강달리기를 하는 것은 처진 기분을 상승시키는 효과가 있다. 스포츠 심리학에서 나오는 '러너스 하이 Runner's high'라는 말이 있는데, 달리는 가운데 어느 시점이 지나면 뇌에서 쾌감을 느끼게 해 주는 호르몬인 도파민과 엔도르핀이 분비된다는 이론이다. 이 호르몬의 과다 분비는 운동 중독을 유발하여, 관절을 다 닳아 없어지게 할 정도로 위험하다. 그러나 그러한 사람은 극소수에 불과하다.

건강달리기는 큰 근육인 엉덩이 근육과 고관절 근육을 튼튼하게 해 준다. 그렇게 되면 하체의 힘이 생기고 혈액순환이 개선되어, 앉아서 일하는 현대인들의 골반과 고관절의 퇴화를 예방할 수 있게 된다.

다이어트식사량 조절로 인해 약해진 면역력을 회복하고, 건강한 삶을 유지하기 위해서는 악마의 호르몬인 노르아드레날린보다는 착한 호르몬인 베타엔도르핀이 왕성하게 나올 수 있도록 해야 한다. 각자의 기분전환 코스를 통해서 말이다. 러닝을 강력히 추천한다.

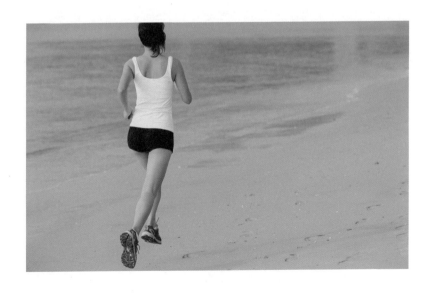

부록 2. 인류 최대의 과제 다이어트

12

SMART한 운동 계획

'삶은 풍화이며 견딤이며 또 늙음이다.'

소설가 김훈의 말이다. 이 짧은 문구에 인생이 다 담겨 있다. 사람의 몸도 세월 속에서 풍화되고 시련의 시간을 견뎌야만 하며, 나중엔 노화로 죽음을 준비해야 한다.

시간이 흐를수록 사람의 몸은 소모품처럼 하나씩 부위별로 갈아야 한다. 많이 사용한 부위를 '퇴행성'이라고 표현한다. 몸의 부위 중 퇴행성으로 고생하는 곳이 무릎일 것이다. 무릎의 연골이 닳아 없어지면 뼈와 뼈의 간격이 좁아져서 스치기만 해도 소스라치게 통증을 호소한다. 통증을 넘어서 공포로 다가온다. 그리고 더는 참지 못하고 인공관절로 갈아 끼운다.

누가 그랬다. 닳아 없어질지언정 녹슬지 않겠다고…. 한순간도 허투루 살지 않겠다는 다짐의 표현으로 썼을 것이다. 그런데 몸에서는 닳아 없어져도, 녹슬어도 둘 다 문제가 심하다. 적당히 오래 쓰는 것이 현명한 방법이다.

적당히 오래 쓰기 위해선 운동 계획을 잘 세워야 한다. 내가 적용하고 있는 'SMART' 원리에 입각한 운동 계획EXERCISE PLAN을 소개하고자 한다. 실제 예를 들자면,

트레이닝을 토닥토닥

| EXERCISE PLAN |

Specific – 구체적
: 운동 종목 및 운동 방향의 일관성 및 구체성

Measurable – 측정 가능한
: 운동 전과 운동 후의 측정이 한눈에 볼 수 있도록 평가함

Attainable – 도달할 수 있는
: 허황한 운동 목표가 아닌 거시적 관점으로 접근함

Relevant – 관련된
: 최대의 효과를 내기 위해서 불필요한 동작을 걸러냄

Time bound – 시간 범위
: 계획한 시간과 기간 안에 목표를 완성할 수 있도록 관리함

Specific – 구체적

: 3개월 동안 6kg 체중 감량을 위한 운동을 한다.

Measurable – 측정 가능한

: 체성분 검사인바디를 통해 지방량을 측정, 또는 줄자를 통해 허리
둘레를 잰다.

Attainable – 도달할 수 있는

: 식사일지와 운동일지를 기록하여 자신의 식사량과 운동량을 파악

부록 2. 인류 최대의 과제 다이어트

하여 무리하지 않게 조절한다.

Relevant - 관련된

: 식사 습관을 개선하기 위해 하루 열량을 점검하고, 규칙적인 식
  사를 할 수 있도록 노력한다. 될 수 있는 대로 하루에 물을 1.5리
  터 이상 나누어서 마신다. 운동은 열량을 많이 소모할 수 있는 인
  터벌 운동이나 순환운동을 일주일에 세 번, 1시간 정도 한다.

Time bound - 시간 범위

: 계획한 시간과 기간 안에 목표를 완성할 수 있도록 관리한다. 3
  개월 동안의 식사 일지와 운동일지를 기록하면서 현재 진행 상황
  을 확인한다. 컨디션이 좋은 날이든, 나쁜 날이든 1시간을 준수
  하도록 한다.

물론, 계획한 대로 이루어지지 않는다. 그러나 목표치가 있기에
포기하지 않게 된다. 시드니 오페라 하우스를 건축하는 데 실제 건
축 비용은 14배, 기간은 10년 정도 더 추가되었다고 한다. 계획에
차질이 있었지만, 목표치가 있었기에 건축에 성공할 수 있었다. 추
상적 사고보다는 현실적 대응이 목표를 이루는데 효과적인 것이다.
'SMART' 원리에 맞춰서 한 번쯤 자신만의 운동 계획을 세워 보기를
바란다. 적어도 너무 닳거나 녹슬지는 않을 것이다.

아래는 S.M.A.R.T. 원리에 입각하여 계획한 모 회원님의 운동 목
표 샘플이다.

트레이닝을 토닥토닥

유산소운동, 식습관, 활동습관	
Goal	체중 조절 및 바른 자세로 작업을 해서 허리가 안 아팠으면 한다.
1. Month	식사 일지 체크. 물병 가지고 다니기. 60% HRR. THR 130beat
1 Week	잠자는 시간 30분 늘리기. 물1L마시기. 런닝 머신 20분(시속 6.0 km/h)
2 Week	산책하기(저녁 식사 후). 과일로 후식 안 먹기. 옆으로 누워서 안 자기. 트레드밀 20분
3 Week	아침 식사 챙겨 먹기. 물1.2L마시기. 트레드밀 25분
4 Week	아침 식사 챙겨 먹기. 커피 줄이기. 좌골로 앉기(앉는 습관 고치기). 어깨 주변 1시간마다 스트레칭
Effect	식사 습관 개선하여 칼로리 조절(지방 1kg감량). 물 습관 적응
2. Month	규칙적인 식사하기, 하루 총1600kcal먹기, 물 1L마시기, 60% HRR. THR 130beat
1 Week	잠자는 시간 30분 늘리기. 물1L마시기. 런닝 머신 30분(시속 6.0 km/h)
2 Week	산책하기(저녁 식사 후). 과일로 후식 안 먹기. 옆으로 누워서 안 자기. 트레드밀 30분
3 Week	아침 식사 챙겨 먹기. 물1.2L마시기. 트레드밀 35분
4 Week	아침 식사 챙겨 먹기. 커피 줄이기. 좌골로 앉기(앉는 습관 고치기). 어깨 주변 1시간마사 스트레칭
Effect	식사 습관 개선하여 칼로리 조절(지방 1.1kg감량). 규칙적인 식사 습관화
3. Month	짠 음식 안 먹기, 물 1.5L마시기, 하루 1800Kcal먹기 60% HRR. THR 130beat
1 Week	잠자는 시간 30분 늘리기. 물1.5L마시기. 런닝 머신 35분(시속 6.0 km/h)
2 Week	산책하기(저녁 식사 후). 과일로 후식 안 먹기. 옆으로 누워서 안 자기. 트레드밀 40분
3 Week	아침 식사 챙겨 먹기. 물1.2L마시기. 트레드밀 40분
4 Week	아침 식사 챙겨 먹기. 커피 줄이기. 좌골로 앉기(앉는 습관 고치기). 어깨 주변 1시간마사 스트레칭
Effect	식사 습관 개선하여 칼로리 조절(지방 1.16kg감량). 규칙적인 식사 습관화
Coment	4주후 결과치를 예상에서 목표 수정될 수 있다.

Epilogue

인체의 면과
인생의 면

해부학을 공부하는 전공자들은 인체의 세 가지 면을 반드시 알아야 한다. 즉 시상면^{Sagittal Plan}과 관상면^{Coronal Plan} 그리고 수평면^{Transverse Plan}이다.

시상면은 화살이 관통하는 면을 말한다. 사과를 화살로 맞춰 쪼개지는 면을 뜻한다. 그래서 옆면에서 일어나는 모습과 장기들을 알아보기 위해서 사용되고, 관상면은 전두면이라고도 하는데 왕관^{Corona}을 뜻하는 말이다. 얼굴을 앞부분으로 절단하면 둥근 원 모양을 하고 있어서 이 어원이 유래되었다. 몸의 앞면을 절단했을 때 보이는 장기와 앞에서 바라봤을 때 움직이는 모습을 관찰하기 위해서 필요하다. 마지막으로 수평면은 지면과 수평선상에서 움직이는 현상을 보기 위해서 사용된다. 병원에서는 CT촬영을 통해서 뇌의 내부를 관찰할 때 자

트레이닝을 토닥토닥

주 등장하는 용어이기도 하다.

내가 전공하고 있는 피트니스 트레이닝 분야에서도 이 용어를 자주 사용하고 있다. 가령 팔과 다리의 움직임을 설명할 때 시상면^{Sagittal} Plan에서 움직임은 굴곡^{Flexion}과 신전^{Extension}의 방향성을 갖는다. 팔과 다리를 앞과 뒤로 움직일 때 옆에서 바라본 모습이다. 관상면^{Coronal} Plan에서는 팔과 다리를 옆으로 들어올리거나 안으로 모으기를 할 때 앞에서 바라본 모습이다. 수평면^{Transverse Plan}에서는 팔의 수평회전의 움직임을 관찰하기 위해서 필요한데 그 예로서는 체스트 프레스^{Chest} Press가 있다. 더 나아가 이러한 세 가지 면을 동시에 움직이는 운동 종목들도 있다. 예를 들어 볼링의 손과 몸동작은 나선형 즉 사선 방향이다. 골프의 스윙 동작도 사선 방향이라 할 수 있겠다. 인체의 모든 움직임은 이렇듯 세 가지 면 위에서 독자적 혹은 통합적으로 이루어지고 있다.

인생 또한 세 가지 면 위에서 우리는 살아간다. 그것은 배움 면^{Learn} Plan과 사랑 면^{Love Plan}과 일하는 면^{Work Plan} 이다. 이 위에서 다람쥐 쳇바퀴 돌듯 반복하며 살고 있다.

조선 중기 학자인 율곡 선생님도 배움은 죽을 때 그만두는 것이니 서두르거나 조급해하지 말고 꾸준히 하는 것이 중요하다고 말하였다. 나는 회원들의 욕구에 부합한 트레이닝을 위해 매일 책을 들여다본다. 가령 회전근개^{Rotator Cuff} 파열인 환자를 운동시킬 때 더 좋은 운동방법은 없는지 골반의 바른 교정을 위해 필요한 부분은 무엇인지 책을 통해서 찾아보면서 터득하여 현장에 적용한다.

학문에 대한 명확한 정의를 내린 고전이 있다. 『성학집요』 수신 중 성실 편에서 나오는 문장이다.

'널리 배우고 자세히 묻고 신중히 생각하고 분명하게 변별하며 독실하게 행한다. 이 다섯 가지 가운데 하나라도 폐하면 학문이 아니다. 남이 한 번 만에 할 수 있다면 나는 백 번이라도 해서 할 수 있게 하고 남이 열 번 만에 할 수 있다면 나는 천 번이라도 해서 할 수 있게 한다.'

사랑의 의미는 다양하게 표현된다. 에로스적인 사랑이 있는 반면에 기독교에서 주장하는 이웃을 향한 아가페적인 사랑도 있을 것이고 처자식을 위한 가족애도 있을 것이다. 이처럼 우리는 다양한 상황 속에서 각각의 사랑을 표현하며 살아간다. '인생의 반은 배우는 것이고 인생의 반은 사랑하는 것이다'라는 말처럼 배움과 사랑을 빼고선 인생을 논할 수 없다.

끝으로 일을 통해서 우리는 자신의 자아와 정체성을 발견하게 된다. 비록 일이 생계를 위한 수단으로서 큰 비중을 차지하지만 직업을 통해서 자신의 꿈과 비전을 이루는 통로가 된다.

일에 대한 새로운 비전을 제시한 사람이 있다. 일본에서 경영의 신으로 불리고 있는 '이나모리 가즈오'다. 그는 『왜 일하는가』라는 책에서 '지금 하고 있는 일을 즐기자'라고 강조한다. 하고 있는 일에 대해서 적극적인 사고방식을 갖고 무아지경에 이를 때까지 끝까지 부딪쳐보는 것이다. 그러면 그 일을 즐기게 되고, 일에 대한 기발한 아이

트레이닝을 토닥토닥

디어가 떠올라 능률을 높일 수가 있다고 말한다. 끊임없는 일에 대한 노력과 집중력을 통해 그는 새로운 제품들을 창안해 내었고 남들이 풀지 못한 난제들을 해결할 수 있게 되었다. 대학을 졸업한 후 인생의 낙오자로 생활해 오던 이나모리는 일에 대한 몰입을 통해 27살에 전자부품 회사인 교토세라믹주식회사를 창립한 이래로 통신회사 등을 거쳐 현재는 일본항공JAL 회장으로 취임하여 일본인들이 가장 존경하는 기업가가 되었다.

인체와 인생의 각각 세 가지 면은 어떻게 움직여야 최고의 근력을 발휘할 수 있는지와 어떻게 사는 것이 제대로 된 삶인지 깨닫게 해주는 방향키와 같다.

올해로 마흔 넷이다. 어느덧 내가 근무하고 있는 트레이너들 중에서 나이로 치면 1순위가 되었다. 프로필 사진에서도 단연 맨 윗자리를 차지하고 있다. 트레이너로서 근무한 지도 15년이 된 듯하다. 많은 일들이 있었다. 돌이켜보면 트레이너의 삶은 내게 배움의 열정과 사람을 사랑하는 마음, 그리고 일에 대한 소중함을 깨닫게 해 주었다. 앞으로도 이 일을 계속하고자 한다. 그리고 이 일을 함께 하고자 하는 트레이너 지망생들에게 작은 도움이 되고 싶다.

에필로그

출간후기

건강한 몸을 가꾸는 트레이너의 세계를 느낄 수 있는 지식을 통해
행복과 긍정의 에너지가 팡팡팡 샘솟으시기를 기원드립니다!

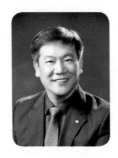

| 권선복
도서출판 행복에너지 대표이사
영상고등학교 운영위원장

　　예전에는 자신의 몸을 다듬고 가꾸는 데 그리 관심을 가지지 않던
편이라 트레이너라는 직업도 많지 않았습니다. 그러나 웰빙 트렌드
에 따라 점차 사람들이 본인의 건강과 타인에게 보이는 자신의 몸에
대해 크게 관심을 갖기 시작하면서 체육관이나 트레이너, 다양한 운
동법 들을 쉽게 접할 수 있게 되었습니다. 이를 넘어 트레이너에게
배워서 운동하지 않고 직접 운동하는 방법을 연구하고 운동법을 개발
하다 보니 트레이너들 또한 더욱 전문적이고 본인만의 특기를 지니기
위해 많은 연구와 노력을 거듭하고 있습니다.

　　책『트레이닝을 토닥토닥』은 호텔 신라 삼성레포츠센터 퍼스널 트
레이너이자 대한 체육 직업 전문학교 운동처방 겸임교수를 맡고 있는

저자가 일반적인 트레이너에 대한 인식의 변화와 더불어 트레이너를 꿈꾸는 사람들에게 던지는 메시지를 담고 있습니다.

특히 대한민국 최초의 피트니스 큐레이터로서 트레이닝과 강의, 칼럼 연재를 병행하는 운동 전문가이자 학문과 실무, 인성을 갖춘 피트니스 큐레이터를 양성하고자 하는 꿈을 가지고 있어 이 책이 더욱 의미를 지닙니다.

일반적으로 트레이너들이 내는 책으로서 운동법이 주로 수록된 트레이닝 기법서가 주를 이뤘다면 『트레이닝을 토닥토닥』은 트레이너에게 필요한 덕목과 태도 등을 수록하여 트레이너의 인성 함양을 강조했습니다. 또한 부록을 통해 운동을 통해 얻을 수 있는 가장 큰 2가지 영역인 근육과 다이어트에 대해 심도 있는 지식으로 해설해두었습니다. 그간 볼 수 없었던 참신한 트레이닝 도서로 향후 저자가 추구하는 피트니스 큐레이터라는 직업에 대한 발판을 마련한다고 하겠습니다.

여러모로 살펴보면 이 책은 트레이너와 트레이닝에 대한 저자의 견해와 그동안 겪은 경험담, 독서 등을 통해 쌓은 지식들을 한데 모아 엮은 트레이너를 위한 교양서라고 할 수 있겠습니다. 트레이닝에 대해 알고 싶은 분들, 트레이너를 꿈꾸는 젊은 청춘들에게 꼭 도움이 되는 책이 되길 바라며 모든 분들의 삶에 행복과 긍정의 에너지가 팡팡팡 샘솟으시기를 기원드립니다.

출간후기

하루 5분나를 바꾸는 긍정훈련

행복에너지

'긍정훈련' 당신의 삶을
행복으로 인도할
최고의, 최후의 '멘토'

'행복에너지
권선복 대표이사'가 전하는
행복과 긍정의 에너지,
그 삶의 이야기!

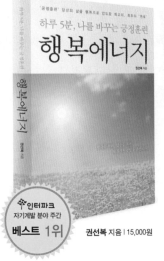

인터파크
자기계발 분야 주간
베스트 1위

권선복 지음 | 15,000원

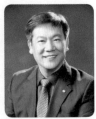

권선복

도서출판 행복에너지 대표
영상고등학교 운영위원장
대통령직속 지역발전위원회
문화복지 전문위원
새마을문고 서울시 강서구 회장
전) 팔팔컴퓨터 전산학원장
전) 강서구의회(도시건설위원장)
아주대학교 공공정책대학원 졸업
충남 논산 출생

책 『하루 5분, 나를 바꾸는 긍정훈련 - 행복에너지』는 '긍정훈련' 과정을 통해 삶을 업
그레이드하고 행복을 찾아 나설 것을 독자에게 독려한다.

긍정훈련 과정은 [예행연습] [워밍업] [실전] [강화] [숨고르기] [마무리] 등 총
6단계로 나뉘어 각 단계별 사례를 바탕으로 독자 스스로가 느끼고 배운 것을 직접
실천할 수 있게 하는 데 그 목적을 두고 있다.

그동안 우리가 숱하게 '긍정하는 방법'에 대해 배워왔으면서도 정작 삶에 적용시키
지 못했던 것은, 머리로만 이해하고 실천으로는 옮기지 않았기 때문이다. 이제
삶을 행복하고 아름답게 가꿀 긍정과의 여정, 그 시작을 책과 함께해 보자.

『하루 5분, 나를 바꾸는 긍정훈련 - 행복에너지』